염증
노화

피로와 노화를 멈추는 염증 디톡스

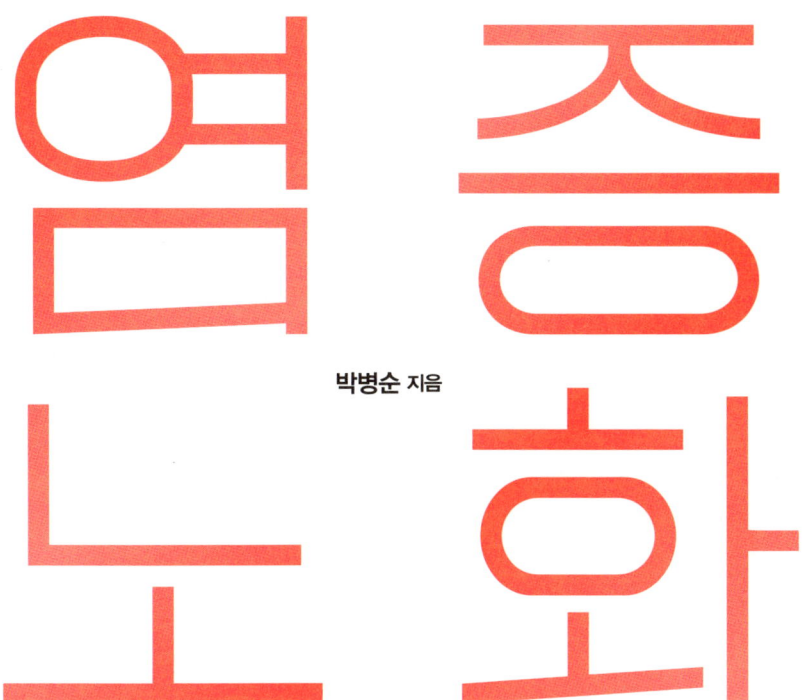

박병순 지음

전 세계 노화과학의 흐름을 집대성한
염증 노화 바이블

INFLAMMAGING

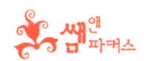

추천사

"혈액은 노화의 거울이며, 염증은 그 흐름을 탁하게 만든다."
평생 혈액을 연구해온 의사로서 저는 늘 느낍니다. 혈액은 단순한 체액 그 이상입니다. 그 사람의 삶과 생리적 이력을 반영하는 '생체의 기록'이며, 현재의 건강 상태를 가장 정직하게 드러내는 거울이지요. 특히 노화와 관련해서 혈액은 단순한 지표를 넘어, 그 속도와 방향을 바꾸는 능동적 매개체가 될 수 있습니다. 만성 염증이 혈액에 남긴 흔적은 조용히, 그러나 분명하게 우리 몸의 쇠퇴를 이끕니다.

《염증 노화》에서 저자가 강조하는 '혈액력'이라는 개념은 그런 점에서 탁월합니다. 염증이 어떻게 혈액력을 약화시키고, 그 결과 노화와 질병을 불러오는지를 직관적으로 설명하며, 약물이나 시술에만 의존하지 않고도 식사, 운동, 스트레스 조절이라는 일상적 실천을 통해 건강한 혈액을 만드는 방법을 설득력 있게 제시합니다.

저는 진료실에서 매일 확인합니다. 혈액의 질을 유지하고 염증을 조절하는 것이야말로 건강한 노년의 핵심 조건이라는 사실을 말입니다. 이 책이 더 많은 이에게 자신의 삶을 돌아보는 계기가 되기를, 그리고 더 많은 이가 자신의 혈액력을 지켜내는 실천을 시작하길 바랍니다.

_한규섭(서울대학교 의과대학 명예교수, 서울의대 동창회장, 전 대한수혈학회 회장)

"거울 속 나를 다시 사랑하게 되는 길"
카메라 앞에 서는 삶은 피부와 마음의 작은 변화에도 민감해집니다. 회복력이 예전 같지 않다고 느낄 때마다 '노화일까?' 불안할 때가 있었죠. 그러다 이 책을 만났습니다. 《염증 노화》는 단지 피부나 외모의 문제를 넘어서 몸속 깊은 곳부터 젊음을 되찾는 여정을 안내합니다. 박병순 원장님은 겉모습만 가꾸는 것이 아니라 혈액 속 염증 수치를 낮추며 진짜 건강과 아름다움을 되찾는 법을 알려줍니다.
이 책은 노화는 운명이 아니고 매일의 선택이 나를 바꾼다는 말을 과학과 따뜻한 위로로 증명합니다. 이제 나이 들수록 더 아름다워질 수 있다는 사실을 믿게 되었습니다. 시간의 흐름 앞에서 흔들리는 모든 분에게 이 책을 선물하고 싶어요.

_ 송윤아(배우)

"노화는 피할 수 없지만 어떻게 늙을지는 선택할 수 있다."
20년 넘게 의료 현장을 취재해온 기자로서 저는 확신합니다. 현대 의학의 새로운 화두는 '염증'입니다. 고혈압, 당뇨, 치매, 암, 우울증까지 우리가 두려워하는 대부분의 질병 뒤에는 만성 염증이라는 보이지 않는 불씨가 자리하고 있습니다. 그리고 이 책은 그 숨겨진 메커니즘을 가장 명쾌하게 풀어냅니다.
《염증 노화》는 단순한 건강서가 아닙니다. 염증이라는 키워드를 통해 '왜 우리는 늙는가, 어떻게 늙어가는가'라는 본질적 질문에 답을 던집니다. 특히 혈액이라는 창을 통해 염증과 노화의 상관관계를 풀어내는 방식은 인상적입니다. 이 책은 독자에게 '지금 무엇을 바꿔야 하는가'를 과학적 근거 위에서 제안하고, 실천 가능한 해법을 하나하나 짚어줍니다.
이 책을 덮고 나면 더는 나이 드는 것이 두렵지 않습니다. 이유를 알고, 대응할 수 있기 때문입니다. 이 책은 의학 전문기자로서 제가 자신 있게 권할 수 있는, 노화를 주도적으로 관리하고 싶은 이들을 위한 필독서입니다.

_이진한(의학전문기자, 서울대학교 의과대학 겸임교수)

INFLAMMAGING

프롤로그

혈액이 맑아지면
다시 젊어진다

노화는 우리 몸속 어딘가에서 조용히 시작된다. 나는 그 실체를 좇아온 사람이다. 피부과 전문의지만, 단지 겉으로 보이는 증상만을 다뤄온 의사는 아니다. 서울대학교 의과대학을 최우등 졸업하고, 줄기세포 연구에 20년 이상 매진한 연구자이기도 하다. 피부를 젊게 만드는 기술을 다루는 한편, 그 아래에서 일어나는 생리학적 변화를 집요하게 파고들며 노화의 근본을 탐구해왔다. 줄기세포 치료의 선구자로서, 매일같이 환자들의 피부 아래에서 벌어지는 놀라운 변화를 목격했고, 더 깊은 곳에 무언가가 있다는 걸 직감했다.

처음에는 줄기세포를 통해 피부의 재생을 꿈꿨다. 피부를 젊게 만드는 데 초점을 두고, 줄기세포를 활용한 치료를 임상에 적용하기 시작했다. 지방흡입을 하며 지방조직 속에 풍부하게 존재하는 줄기세포를 분리하고, 이를 처리해 다시 피부에 주입했을 때 눈에 띄는 변화가 일어났다. 피부가 두꺼워지고, 탄력이 살아났으며, 레이저나 보톡스, 필러 시술과는 차원이 다른 결과가 나타났다. 나는 이것이 노화의 근본적인 해결책이라고 확신했다. 하지만 시간이 흐르면서 눈에 보이지 않는 세계로 들어가게 되었다. 결국 노화의 진짜 원인을 마주하게 되었다. 그것은 '염증'이었다.

같은 치료를 해도 반응이 훨씬 더 좋은 환자들이 있었다. 이들의 공통점은 혈액의 상태, 특히 혈액의 염증 수치가 낮다는 것이었다. 줄기세포가 온전히 작동하기 위해서는 그 앞을 막고 있는 만성 염증이라는 장애물을 먼저 치워야 했다. 이는 곧 '혈액력'이라는 개념으로 확장되었다. 혈액 속 염증 수치가 낮고, 면역세포의 활성이 적절한 사람일수록 치료 반응이 탁월했다. 다시 말해 노화의 결정적 원인은 혈액이 탁하고 면역 기능이 제대로 작동하지 않는 저하된 혈액력 때문이었다. 이때부터 인체의 염증 수치를 조절하고, 면역 균형을 되찾을 수 있다면 노화를 되돌릴 수 있겠다는 확신이 생겼다.

방전된 몸에
슈퍼 배터리를 충전하라

흔히 면역을 병원균과 싸우는 '군인'이라고 생각한다. 그러나 우리 몸속의 '청소부' 역할도 한다. 매일같이 쌓여가는 노폐물, 세포 잔해, 대사산물들을 제거하고 몸의 질서를 유지하는 역할을 한다. 면역체계가 무너지면, 몸은 정리되지 않은 쓰레기 집처럼 엉망이 된다. 활력이 떨어지고, 기분이 우울해지며, 잠이 오지 않는다. 나는 이 상태를 '염증노화InflammAging'라 부른다. 그리고 이 책에서 그 굴레에서 벗어나는 탈노화의 길을 이야기하고자 한다.

나는 20년 넘게 재생의학과 면역학, 생화학 접근을 통해 이 연결고리를 입증하고 싶었다. 특히 생화학 실험실에서 비타민 D 수용체와 관련된 연구를 하며 데이터의 중요성을 뼈저리게 느꼈다. 실제로 수만 명의 임상 데이터와 수백 명의 혈액 샘플을 분석했고, 정상인과 질환자의 차이를 정량적으로 규명하는 논문을 세계적으로 권위 있는 〈피부연구학회지 Journal of Investigative Dermatology〉에 게재하기도 했다.

나는 이 개념을 확장시켜 면역 주사 치료를 고안했다. 환자의 혈액에서 면역세포를 분리하고, 이를 활성화시켜 다시 몸에 주입하는 방식이다. 이 과정을 '슈퍼차징Super Charging'이라 부른다. 배터리가 방전된 스마트폰을 충전하듯, 세포에 에너지를 다시 불어넣는 것이다.

염증 수치가 낮아진 사람들은 먼저 기분이 좋아진다. 단순히 피로가 풀리는 정도가 아니다. 세로토닌 수치가 상승하면서 기분이 밝아지고, 불안과 짜증, 우울감이 줄어든다. 혈액을 통해 기분까지 바뀌는 이 현상은, 단지 외적인 젊음뿐 아니라 내면의 활력까지 회복된다는 신호다. 나는 이를 건물의 지하 5층까지 내려가는 전층 개선 효과로 설명한다. 기존 미용 시술이 표피 1, 2층만 건드렸다면, 이 치료는 진피, 피하지방, 심지어 뼈를 감싸는 층까지 영향을 준다.

새로운 것을 넣기 전에
몸속 쓰레기부터 청소해야 한다

이러한 원리는 젊은 개체의 혈액이 늙은 개체의 기능을 회복시키는 '이종연령 생체 접합Heterochronic Parabiosis' 연구에서도 확인된다. 이는 젊은 쥐와 늙은 쥐의 혈관을 수술로 연결하여 한 몸처럼 순환하게 만든 실험이다. 그 결과 늙은 쥐의 세포 기능과 장기 회복력이 놀랍도록 향상되었고, 젊은 쥐의 혈액에 들어 있던 면역 조절 인자와 회복 물질들이 노화된 몸의 상태를 되돌리는 데 기여한다는 것이 밝혀졌다. 핵심은 특정 인자를 주입하는 것이 아니라, 노화된 혈액을 희석하고 청소하여 맑아지게 하는 것이다. 다시 말해 새로운 것을 집어넣기보다 내 몸 안의 쓰레기를 치워야 한다. 그 작업을 해내는 것이 바로 면역이다.

줄기세포와 면역의 경계에서 나는 수많은 질문과 실험을 거쳤고, 그 여정을 함께하며 나의 시야를 넓혀준 2명의 학자에게 특별한 감사를 전하고 싶다. 한 명은 면역세포 치료의 세계적 권위자 도브리 키프로브Dobri Kiprov 박사, 또 한 명은 미국의 노화 연구 권위자인 니르 바르질라이Nir Barzilai 박사다. 이들과 주고받은 수차례의 서면과 토론 속에서 나는 확신을 얻었다. 노화는 '조절 가능한 과정'이며, '면역과 혈액의 힘'을 통해 되돌릴 수 있다는 사실을 말이다.

나의 임상적 관찰과 실험 결과는 결국 하나의 명제로 향한다. 노화는 질서의 붕괴이며, 면역은 그 질서를 회복하는 청소부다. 그리고 그 청소부의 힘을 회복하는 방법이 바로 혈액력을 키우는 것이다. 《염증 노화》는 이러한 여정을 담고 있다. 단순한 미용이나 노화 방지의 차원을 넘어, 내 몸의 가장 근본적인 힘을 회복하는 방법에 대한 이야기다. 면역을 통해 몸속 질서를 바로잡고, 미토콘드리아를 활성화하고, 세로토닌을 폭발시키는 것. 이것이야말로 진짜 탈노화의 길이다.

  이 책은 그 방법을 구체적으로, 과학적으로, 그리고 실천적으로 안내할 것이다. 그것도 우리 몸속 혈액 안에서, 지금 당장 일으킬 수 있는 변화다. 이 책이 당신의 첫걸음이 되기를 바란다.

차례

추천사 004

프롤로그 혈액이 맑아지면 다시 젊어진다 007

1장
우리는 그동안 현상에 속았다

의사는 제대로 들여다보지 않았다 016   암과 알츠하이머병의 공통점 026
몸—뼈—뇌, 무너짐에는 순서가 있다 036   만성피로증후군과 롱코비드, 본질은 하나다 044   염증 관리는 젊음을 지키는 첫걸음 056

2장
'미토'가 망가지면 노화가 시작된다

철분이 많을수록 병에 잘 걸린다고? 066   좋은 걸 더할 시간에 나쁜 걸 덜어라 079   보이지 않는 힘이 우리를 지배한다 087   운동장에서 벌어지는 미토 전쟁 094   췌장과 뇌, 미토가 가장 취약한 장기 100   미토가 복수할 때 인간은 늙는다 108

3장
모든 화살은 당을 향한다

미토를 무너뜨리는 가장 달콤한 독 118 특별히 더 경계해야 하는 당 127
하루 10g의 설탕이 생물학적 나이를 바꾼다 135 달콤한 한입이 간과 뇌를 무너뜨린다 142

4장
혈액 속 노화 시계를 초기화하라

염증을 조절하면 감정, 탈모, 불면도 해결된다 154 혈액 없이 장수는 없다—연구들이 말해주는 사실 167 혈액은 '노화 신호'의 통로다 174 노화 세포를 제거하고 피를 맑게 하라 181 정기적으로 혈액검사를 해야 하는 이유 190

5장
염증과의 전쟁, 승리하는 루틴

염증을 낮추는 건강한 밥상 198 덜 먹고, 비워내고, 골라 먹고, 바꿔 먹자 205 나쁜 음식을 독약처럼 여겨라 212 나물은 데쳐 먹는 것이 좋다 220 사우나로 적절한 자극을 주어라 224 앉아 있으면 늙고 움직이면 젊어진다 228 피로와 노화를 멈추는 4단계 루틴 236

참고문헌 및 출처　　　　　　　　　　　　　　　　248
저자 소개　　　　　　　　　　　　　　　　　　　255

1장

우리는
그동안 현상에 속았다

INFLAMMAGING

의사는 제대로
들여다보지 않았다

 세월의 흐름과 함께 찾아오는 변화들은 때로 우리에게 당혹감을 안겨준다. 한때 활기 넘치던 몸이 조금씩 다른 모습을 보이기 시작하기 때문이다. 피로는 쉽게 사라지지 않고, 아침에 눈을 떠도 개운함보다는 찌뿌둥한 느낌이 먼저 든다. 소파에 기대어 쉬어도 몸이 가뿐해지기는커녕 더 무겁게 가라앉는 듯하다. 어깨는 무거운 짐을 짊어진 것처럼 뻐근하고, 허리 통증은 일상의 일부가 되어버린다.

 수면의 질도 달라진다. 밤에 깊이 잠들기 어렵고, 겨우 잠들었다 해도 자꾸 깨어나는 일이 반복된다. 하루의 피로를 해소할 시간이 부족해지면서 몸은 점점 지쳐간다. 외모도 서서히 변화한다. 머리에는 하나둘 새치가 늘고, 피부에는 주름이 자리 잡는다. 근육량이 줄어들며 팔다리가 점점 가늘어진다.

몸이 예전 같지 않다는 것을 느끼는 순간, 우리는 잠시 당황한다. 하지만 곧 '나이가 들면 다 그렇겠지' 하며 애써 받아들인다. 그렇게 피로하고 몸이 무거워도 참아보다가 증상이 점점 심해져 일상생활이 불편해지면 '혹시 병이 생긴 건 아닐까?' 하는 걱정에 병원을 찾는다.

예전 같지 않은 몸, 병일까? 노화일까?

병원을 찾으면 대개 혈액검사를 진행한다. 검사 결과를 보면 보통 정상 범위 안에 있거나 일부 수치가 살짝 벗어난 정도인 경우가 많다. 검사가 정상으로 나오면 의료진은 조언한다. "그 연세에는 대개 그러십니다.", "스트레스 관리가 필요해 보입니다."라고 말이다. 결국 노화가 진행되는 것을 온몸으로 느끼면서도, 뚜렷한 해결법을 찾지 못한 채 하루하루를 보내게 된다.

물론 수치가 정상 범위를 벗어나면 상황은 조금 다르다. 혈압이 높으면 고혈압약을, 콜레스테롤 수치가 높으면 이를 낮추는 스타틴(statin, 체내 콜레스테롤 합성을 저해하여 고지혈증 치료에 쓰이는 전문 의약품)을 먹는다. 그렇다면 약을 복용하고 나서 환자들은 만족감이 높을까? 안타깝게도 그렇지 않다. 수치는 안정돼도 피곤함, 잦은 통증, 불면 등 실제로 불편했던 증상은 크게 나아지지 않는다.

여기에는 쉽게 간과하는 함정이 있다. 의료계에서는 검사 결과가 정상 범위 내에 있으면 'WNL $^{Within\ Normal\ Limits}$'이라는 용어를 사용한다. 그러나 일부 의료진은 이를 'We Never Looked(우리는 제대로 들여다보지 않았다)'라고 비판적으로 해석한다. 단순한 숫자에만 의존해 환자의 상태를 판단하는 태도의 위험성을 경고하기 위해서다. 사실 건강은 단순한 숫자로만 정의할 수 없다. 수치는 객관적인 지표가 될 수 있지만 진짜 건강은 차트 밖에 있는, 보다 복잡한 요소들로 결정된다.

우리 몸은 복잡한 퍼즐과 같다. 한 조각이 제자리에 있다고 해서 전체 그림이 완성되지 않듯 한 가지 수치가 정상이라고 해서 반드시 건강하다고 단정 짓기는 어렵다. 예를 들어 BMI(체질량지수)가 정상이라고 해서 대사 건강이 완벽한 것은 아니며, 간 효소 수치^{ALT}가 정상 범위라고 해서 간 기능에 문제가 없다고 단언할 수 없다.

진단 지표, 건강 지표 등 단순한 수치만으로 건강을 확인할 수 없는 이유는 개인의 신체 상태와 증상에 대한 해석이 달라질 수 있기 때문이다. 정상 범위를 넓거나 좁게 해석해야 하는 경우가 그때그때 다르며, 같은 수치라도 개인에 따라 의미가 달라질 수 있다. 이런 이유로 검사 결과를 해석할 때는 환자의 생활습관, 가족력, 신체적 변화 등을 함께 고려해야 정확한 건강 상태를 파악할 수 있다.

> **Tip. 정상 범위라는 착각**
>
> 건강검진 결과지에 '정상 범위'라는 네 글자가 보이면 많은 이가 안심한다. 그러나 이는 어디까지나 통계적 평균일 뿐, 개인의 건강 상태를 정확히 반영하는 지표는 아니다. 예를 들어 공복 혈당이 99mg/dL이면 '정상', 101mg/dL이면 '당뇨 전단계'로 분류된다. 단 2mg/dL 차이로 한 사람은 건강한 사람으로, 다른 한 사람은 질병 위험군으로 나누는 것인데, 사실 두 사람의 건강 상태가 크게 다르다고 보기는 어렵다.
>
> 또한 사람마다 유전적 배경, 면역력, 생활습관이 다르므로 같은 수치도 각기 다른 의미를 지닌다. 예컨대 페리틴(Ferritin, 우리 몸에 저장된 철분의 양을 확인하는 지표)이나 갑상선 호르몬이 정상 범위여도 철분 부족이나 기능 저하로 인한 피로, 무기력증이 나타날 수 있고, 일부 암 환자는 초기에 모든 혈액검사가 정상으로 나오는 경우도 있다.

현대 의학은 매우 세분화되어 있다. 내과, 신경과, 정신건강의학과 등 각 분야 전문가들은 자신의 전문 영역에 집중하여 환자를 치료한다. 이 같은 전문화는 특정 질환을 효과적으로 치료하는 데 도움을 주지만, 환자를 종합적으로 이해하고 전인적으로 치료하는 데는 한계가 있을 수 있다.

또한 의사들은 자신의 진료과에 맞는 질병에 주로 집중한다. 가령 내과에서는 소화기 내과, 그리고 다시 상부 및 하부 소화기계, 췌담도 등으로 장기를 나누어 살피고는 한다. 물론 이것이 모든 의사에게 해당되는 것은 아니지만, 현대에 환자는 종합병원에서 정확한 진단을 받기 위해 서너 군데의 진료과를 돌아야 할 수 있다. 아울러 의사가 환자의 주변 환경까지 모두 알 수 없기에 생활습관이나 미묘한 증상들을 놓치는 경우도 발생한다.

사실 건강 상태를 판단할 때는 수치를 넘어, 몸의 감각을 두루 살펴야 한다. 수치들이 정상 범위에 있더라도 피로감, 소화불량, 잦은 통증처럼 설명하기 어려운 변화들이 지속된다면 '최적의 건강 상태'가 아닐 수 있다. 이런 미세한 신호들을 감지하는 데는 보다 정밀한 검사가 도움이 된다. 미토콘드리아 기능 평가, 염증 수치, 장내 미생물 상태 등을 살펴보는 정밀 검사는 건강 상태를 보다 정확하게 확인할 수 있도록 돕는다.

건강 관리의 목적은 단순히 몸을 '정상 범위'에 맞추는 것이 아니다. 중요한 것은 나에게 가장 잘 맞는 최상의 균형점을 찾는 일이다. 건강은 숫자가 아니라, 그 숫자 뒤에 숨은 증상과 맥락을 읽을 때 비로소 완성된다.

노화가 원인인데 약물로 치료한다고?

그렇다면 약이 치료의 근본적인 해결책이 될 수 있을까? 깊이 고민해 봐야 할 문제다. 성인병 환자들을 보면 시간이 지날수록 복용하는 약물이 점점 늘어나는 경향이 있다. 처음에는 콜레스테롤을 낮추는 약을 복용하다가 몇 년 후 고혈압약이 추가되고, 이후 또 다른 약이 더해지는 식이다. 결국 일부 환자들은 하루에 10개 이상의 약을 복용하는, 이른바 '약 수집가'가 되어버리기도 한다.

한국보건의료연구원의 통계에 따르면 노인의 약 90%가 최소 한 가지 이상의 처방약을 복용하며, 80%는 2가지 이상, 36%는 5가지 이상의 처방약을 복용한다고 한다. 또한 2012~2021년 매년 24~46만 명이 66세 생애전환기 건강검진을 받았으며, 그중 다약제를 복용하고 있는 사람은 32~35.4%에 달했다. 10종류 이상을 90일 이상 처방받은 비율은 7.4~8.8%로 조사됐다. 이러한 현상은 약물이 일시적으로 증상을 완화할 수 있지만, 건강을 반드시 개선한다고 확신하기는 어렵다는 점을 보여준다.

물론 만성질환을 관리하는 데 올바른 약물 복용은 중요하다. 의약품이 평균 수명을 연장하는 데 기여했으며, 많은 환자의 삶의 질을 높인 것도 사실이다. 약물치료의 가치를 부정하려는 것이 아니다. 다만 약물만으로는 충분하지 않다는 점을 인식할 필요가 있다.

한번 생각해보자. 어떠한 문제의 '결과에 대응하는 방식'과 '원인에 대응하는 방식' 중 어느 것이 더 효율적일까? 당연히 원인에 대한 대처가 훨씬 효율적이다. 전자는 마치 끊임없이 자라나는 잡초를 잘라내는 것과 같다. 반면 후자는 그 잡초의 뿌리를 완전히 제거하는 것이다. 이러한 논리는 건강 관리에도 적용된다.

두통이 계속되는데 진통제만 복용한다고 생각해보자. 원인이 해결되지 않기 때문에 통증은 잠시 멎었다가 다시 발생할 것이다. 노화 관련 질환도 이와 마찬가지다. 관절염, 당뇨병, 심장병 등 노화와 관련된 질환들을 개별적으로, 증상 완화에만 초점을 맞춰 치료하는 것은 임시방편에 불과하다. 노화를 가속화하고, 질환을 불러온 원인이 여전히 우리 몸에 남아 있기 때문이다.

노화 관련 질환의 바탕에 깔린 근본적인 원인을 치료한다면, 겉보기에 그 원인과의 연관성이 없어 보이지만 실제로는 깊이 연결된 여러 질환을 예방·치료할 수 있다. 만약 노화 자체가 질병을 유발하는 원인 혹은 위험 요인이라면, 노화 과정을 늦추거나 멈추는 것이 근본적인 해결책이 될 것이다. 예를 들어 세포 노화를 막거나 노화로 인한 세포 손상을 복구하는 기술이 발전하면, 노화 관련 질환들을 동시에 예방하거나 치료하는 데 근본적인 도움이 될 것이다.

최근 이런 생각에서 출발한 연구들이 생명과학과 의학 분야에서 활발히 진행되고 있다. 줄기세포 치료, 유전자 편집, 조직 재생 기술 등을 활용해 노화로 손상된 세포를 복구하거나 새롭게 대체하려는 시도다. 이뿐 아니라 세놀리틱스, 대사 조절, 후성유전체 조절 등에 대한 연구도 활발히 진행되고 있다.

분명 세포의 재생과 기능 회복을 목표로 하는 접근법은 노화 관련 질환 치료의 새로운 가능성을 열어가는 핵심 분야로 주목받고 있다. 이 기술들이 더 발전한다면, 기존의 약물치료에서 한 걸음 더 나아간 치료가 가능해진다. 특정 질병만을 치료하는 것이 아니라, 노화라는 근본 원인을 해결함으로써 다양한 질병을 한꺼번에 예방하고 치료할 수 있게 된다는 의미다.

'이곳'에 직접 도달하는 약물은 거의 없다

스웨덴 콩스홀멘 Kungsholmen 코호트 연구에 따르면 100세 이상 장수하는 사람들을 연구한 결과, 이들은 평균적으로 만성질환이 발병하는 시점이 일반인보다 약 20년 늦은 것으로 나타났다. 이는 노화의 속도를 늦추는 것이 만성질환의 발병을 지연시키고, 결국 건강 수명을 늘리는 핵심 요소가 될 수 있음을 보여준다.

그러나 오늘날의 의료 시스템은 여전히 만성질환의 관리와 증상 완화에 초점을 맞추고 있다. 이러한 접근은 질병의 진행을 늦추거나 일시적으로 증상을 완화하는 데는 효과적일 수 있지만, 노화 그 자체를 해결하지는 못한다. 또한 특정 질환을 완전히 정복하더라도 수명을 연장하는 데는 본질적인 한계가 있다. 예를 들어 암, 심장병, 뇌졸중 중 하나를 완전히 극복하더라도 평균 수명은 고작 몇 년 정도만 늘어날 뿐이다. 하나를 치료해도 결국 다른 만성질환이 새로운 병목 현상으로 등장하게 되기 때문이다.

따라서 진정으로 건강한 장수를 실현하기 위해서는 개별 질환 치료를 넘어 노화라는 근본 원인에 접근해야 한다. 특히 생명과 노화를 논할 때 '미토콘드리아'는 반드시 짚고 넘어가야 할 핵심 요소다.

미토콘드리아(이하 '미토')는 실을 뜻하는 'Mitos'와 작은 알갱이라는 뜻을 가진 'Chondros'의 합성이다. 내부 구조가 실을 감아 놓은 듯하고 겉모습은 작은 낟알과 닮아서 붙여진 이름이다. 약 0.2~0.5㎛(마이크로미터) 크기인 미토는 적혈구보다 훨씬 작고, 세균과 비슷한 크기다. 우리 몸을 구성하는 수조 개의 세포마다 수백, 수천 개씩 존재한다. 단순히 계산해보면 인체에는 무려 1경 개 이상의 미토가 존재하는 셈이다. 참고로 이는 우리 은하의 별보다도 많은 수치다. 이 작은 기관이 없었다면 생명은 지금의 형태로 진화할 수조차 없었을 것이다. 고등생명체의 탄생은커녕, 우리 존재 자체가 불가능했을지 모른다.

미토는 우리가 섭취한 음식을 세포가 사용할 수 있는 에너지인 ATP(아데노신 삼인산, 세포가 에너지를 저장하고 사용하는 형태로 미토콘드리아에서 만들어져 우리 몸의 에너지 화폐 역할을 함)로 변환하는 역할을 한다. 이 과정은 물리학의 기본 법칙을 그대로 따른다. 마치 댐의 물이 높은 곳에서 낮은 곳으로 떨어지면서 터빈을 돌려 전기를 만들어내듯, 미토는 에너지를 높은 곳에서 낮은 곳으로 단계적으로 이동시키는 전자전달계를 통해 ATP를 만들어낸다.

더 흥미로운 점은 이 정교한 에너지 생산 방식이 생명의 기원과 진화의 원동력이었다는 사실이다. 미토 내에서의 전자전달계 진화 덕분에 생명체는 에너지를 더욱 효율적으로 사용할 수 있었고, 이를 통해 생명체가 더욱 다양한 환경에서 살아남을 수 있었다. 실제 하등한 미생물부터 복잡한 인간에 이르기까지, 모든 생명체가 동일한 방식으로 에너지를 생성하고 있으며, 같은 에너지원인 ATP를 사용한다. 미토는 생명의 근원이자 진화를 가능하게 한 원동력인 것이다.

따라서 미토는 노화와 밀접한 관련이 있다. 이 작은 기관은 생존에 필수적인 존재인 동시에 노화를 가속화하는 주범이기도 하다. 미토의 기능이 떨어지면 세포 내 에너지 생성이 줄어들고, 이로 인해 염증 반응이 증가하면서 노화가 촉진된다. 그러나 안타깝게도 현재 대부분의 약물은 미토 기능 저하를 효과적으로 해결하지 못한다. 바로 이것이 약만으로는 노화를 늦추거나 노화 관련 질환을 치료하기 어려운 결정적인 이유다.

암과 알츠하이머병의
공통점

오늘날 우리는 고령화 시대를 고민하고 있지만, 불과 100여 년 전만 하더라도 기대수명은 40세를 조금 넘는 수준에 불과했다. 조선시대에는 기근, 전쟁, 감염병 등 다양한 환경적 요인으로 인해 40대에 삶을 마감할 준비를 해야 했다. 하지만 지금은 완전히 다른 세상이다. 우리는 이제 100세 시대를 목전에 두고 있으며, 전 세계적으로 100세 인구가 60만 명에 육박할 정도로 빠르게 증가하고 있다.

전 세계 기대수명을 BC 1만 년 전부터 그래프로 그려보면 30세에 불과하던 기대수명이 현재 90세에 근접한 수준으로 크게 증가했음을 확인할 수 있다. 특히 1900년대 이후 기하급수적으로 기대수명이 늘어났다. 그렇다면 이렇게 기대수명이 늘어난 이유가 뭘까? 의료와 보건 환경의 획기적인 발전 덕분이다. 다시 말해 생물학적으로 근본적인 변화가 있었던 것이 아니라 외부 환경의 개선이 주된 요인이라는 뜻이다.

기대수명과
건강수명의 격차

수명은 크게 기대수명 lifespan 과 건강수명 healthspan 으로 나뉜다. 기대수명은 특정 연령의 사람이 앞으로 살 것으로 예상되는 연수를 의미하며, 건강수명은 이 기간 중 질병이나 신체적 제한 없이 건강하게 생활할 수 있는 시간을 뜻한다. 즉, 기대수명이 '삶의 양'을 나타내는 지표라면 건강수명은 '삶의 질'을 반영하는 지표라고 할 수 있다.

한국인의 기대수명은 세계 최고 수준에 이르렀지만, 건강하게 살아가는 건강수명은 그에 미치지 못하고 있다. 한국인의 건강수명은 2018년 70.4세에서 2020년 70.9세로 소폭 증가했지만, 2021년에는 다시 70.5세로 낮아졌다. 이처럼 건강수명이 정체되거나 감소하면서 기대수명과 건강수명의 격차는 점점 더 벌어지고 있다. 2021년 기준 기대수명은 84.6세인 반면 건강수명은 70.5세에 그쳐 무려 14.1세의 차이를 보였다. 이는 평균적으로 고령층이 14년간 만성질환을 앓거나 신체 기능이 저하된 상태로 지낸다는 의미다. 특히 여성의 경우 기대수명이 남성보다 약 6년 길지만 건강수명은 남성보다 4년가량 길어 여성이 평균적으로 더 긴 시간 동안 건강하지 않은 상태로 살아가야 한다.

[그림1]을 보면 맨 위의 실선은 이상적인 '건강한 노화'의 경로를, 검은색 실선은 '허약의 진행 경로'를 나타낸다. 두 선 사이의 간격이 벌어진다는 것은 신체적으로 건강한 상태에서 장애, 의존, 그리고 사망 위험으로 이어지는 경향이 커진다는 의미다. 점선은 급성질환이나 입원과 같은 돌발 상황의 위험을 나타낸다. 여기서 화살표는 지구력운동, 근력운동, 균형훈련, 유연성운동 등이 신체 기능을 향상시키고 건강한 노화를 촉진하는 데 효과적임을 보여준다.

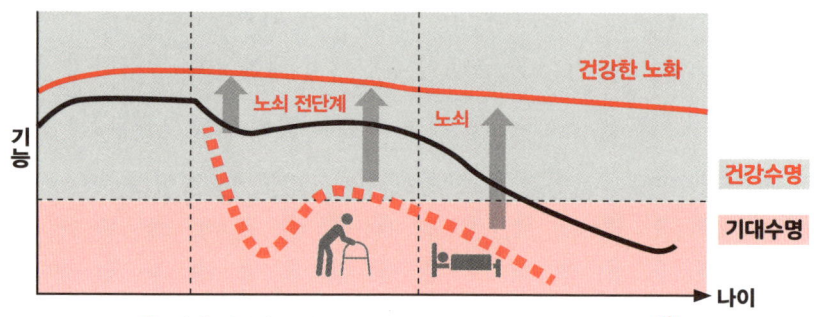

[그림1] 나이가 들면서 벌어지는 건강수명과 기대수명의 격차[1)]

Tip. 아프고 길게 사는 시대

우리 사회는 빠르게 고령화되며 만성질환 및 노인성질환의 부담이 눈에 띄게 증가하고 있다. 특히 당뇨병, 관절염 등 주요 만성질환의 유병률이 크게 늘어나 65세 이상 노인의 59%는 고혈압을, 33%는 관절염을 앓고 있다. 고지혈증(29.5%), 허리 통증(24.1%), 당뇨병(23.2%) 역시 흔하게 나타나는 질환이다.

여기에 더해 알츠하이머병 환자 수는 약 72만 명에 달해 노인 10명 중 1명꼴이며, 심뇌혈관질환과 암 또한 고령층에서 집중적으로 발생하고 있다. 이로 인해 뇌졸중, 허혈성 심장질환, 폐암, 알츠하이머병 등이 한국인의 주요 사망 원인으로 자리 잡고 있다.

이처럼 고령 인구에서 중증질환 발생률이 높아지면서, 치료와 돌봄에 드는 사회·경제적 부담도 함께 커지고 있다. 특히 알츠하이머병으로 인한 연간 사회경제적 비용은 2019년 기준 약 5조 원에 달한다. 이는 불과 5년 만에 약 1.5배 이상 증가한 수치다. 아울러 환자 1인당 연간 부담은 약 1,000만 원에 이른다.

수명을 10년 늘려주는 약을 준다면 먹겠는가?

대부분의 사람들은 나이 들며 찾아오는 상실감을 두려워하고 피하고 싶어 한다. 하지만 그렇다고 영원히 살고 싶다는 것도 아니다. 물론 실리콘밸리의 부호나 기술 신봉자 중에는 '영생'을 꿈꾸는 이들도 있지만, 대다수는 아프지 않고 사랑하는 사람들을 기억하며 의미 있고 존엄한 삶을 살길 원한다.

그리스 신화 '티토노스의 비극'에서도 이를 확인할 수 있다. 트로이의 왕자 티토노스는 새벽의 여신 에오스와 사랑에 빠졌다. 에오스는 그를 영원히 곁에 두고 싶어 제우스에게 불사의 생명을 내려달라고 간청했고, 제우스는 이를 허락했다. 그러나 단서가 하나 있었다. "영원한 생명은 주되, 영원한 젊음은 허락하지 않는다." 처음엔 모든 것이 완벽해 보였지만, 시간이 흐를수록 티토노스는 점점 쇠약해졌다. 늙고 병든 몸으로 끝없는 세월을 견뎌야 했던 그는 결국 쇠약한 목소리로 중얼거리다 매미로 변하고 말았다.

이 이야기는 '불사의 삶이 반드시 행복을 의미하는 것은 아니다'라는 교훈을 전해준다. 건강을 잃고 오래 사는 것은 축복이 아니라 재앙이 될 수도 있다.

이러한 경향은 연구에서도 확인할 수 있다. 미국은퇴자협회 AARP는 성인 참가자들에게 흥미로운 질문을 던졌다. "즉시 수명을 10년 늘려주는 약이 있다면 먹겠는가?" 대부분의 성인은 긍정적으로 답했지만, 80세 이상에서는 이 질문에 대한 관심도가 낮았다. 두 번째 질문은 조금 달랐다. "나이의 보장은 없지만, 늙는 과정을 늦추고 건강을 유지할 수 있는 약이 있다면 먹겠는가?" 80세 이상의 응답자 중 약 80%가 복용하겠다고 답했다. 참가자들은 단순히 수명이 연장되는 것보다 건강한 상태로 오래 살기를 원했으며, 기능을 잃은 채 수명이 늘어나는 것은 원치 않는다고 말했다. 이 결과는 인간의 본질적 욕구가 단순한 장수가 아니라, 건강하고 의미 있는 삶에 있음을 잘 보여준다.

그렇다면 우리는 어떤 삶을 준비해야 할까? '내가 원하는 노년의 모습은 무엇인가?'를 고민해야 한다. 만약 적당히 살다가 자연스럽게 죽음을 맞이하겠다고 결심했다면, 더 고민할 필요는 없을지 모른다. 하지만 노년에도 건강을 유지하고 높은 삶의 질을 지키고 싶다면 지금부터 노화와 건강에 대한 생각과 태도를 바꿔야 한다.

생물학적 나이
vs. 주민등록증 나이

외모나 증상만으로는 노화의 진행 상태를 정확히 판단하기 어렵다. 그렇다면 현재 내 상태를 어떻게 파악할 수 있을까? 많은 사람이 단순 연령을 기준으로 노화 정도를 가늠하곤 한다. 하지만 나이는 어디까지나 우리가 살아온 세월을 숫자로 표현한 지표일 뿐이다. 중요한 건 모두가 다른 속도로 나이 든다는 사실이다. 65세에도 여전히 활력 넘치고 건강한 삶을 누리는 이들이 있는가 하면, 같은 나이에 체력 저하와 만성질환으로 일상생활에 어려움을 겪는 이들도 있지 않은가. 살아온 햇수보다 중요한 건 '지금 내 몸이 어떤 상태에 있는가'다.

같은 나이라도 건강 상태와 노화 속도가 다른 이유는 무엇일까? 이를 설명하는 핵심 개념이 '생물학적 나이'다. 생물학적 나이는 신체의 실제 상태와 노화 속도를 반영하는 지표다. 주변을 둘러보면 같은 나이에도 훨씬 젊어 보이는 사람이 있다. 이들은 생물학적 나이가 실제 연령보다 낮을 가능성이 크다.

생물학적 나이를 측정하면 다양한 이점이 생긴다. 먼저 현재의 건강 상태와 생활습관을 확인할 수 있다. 자신의 나이와 생물학적 나이를 비교함으로써 신체 기능이 얼마나 잘 작동하는지 확인하는 것이다. 생물학적 나이는 생활 방식에 즉각적으로 반응한다. 건강한 생활습관을 유지하면 낮아지며, 반대로 무리한 생활로 몸을 혹사하면 높아질 수 있다. 생물학적 나이를 파악하면 질병을 앞서 예방하고 관리할 수 있다. 많은 질병은 증상이 나타나기 훨씬 전부터 진행되며, 신체 기능 저하는 수십 년에 걸쳐 서서히 일어난다. 그런데 생물학적 나이를 정기적으로 확인하면 보다 선제적이고 효과적으로 건강을 관리할 수 있다.

생물학적 나이는 최신 의학 기술을 통해 측정할 수 있다. 혈액검사 결과를 입력하면 각각의 지표 변화를 통계적으로 분석해 생체나이가 측정된다. 아니면 혈액을 통해 DNA 메틸화(유전자 발현을 조절하는 후성유전학적 변화로 노화와 생물학적 나이를 측정할 때 사용됨) 패턴을 분석하여 생물학적 나이를 평가하는 방법도 있다. 이는 후성유전학 epigenetics 시계를 기반으로 노화 속도를 정량적으로 측정하는 방식이다. 이러한 검사법의 유용성은 실제 사례를 통해 입증되고 있다. 일례로 110세 이상의 장수인들의 DNA를 분석해보면 그들의 생물학적 나이가 실제 나이보다 훨씬 낮게 측정된다.

샌프란시스코 캘리포니아 대학교 UCSF의 아툴 뷰트 Atul J. Butte 석좌교수는 "5~10년 이내에 유전자 테스트 데이터를 활용해 의료 서비스를 개선하지 않는 것은 구시대적인 방식으로 여겨질 것"이라고 말했다. 그의 말처럼 미래에는 생물학적 나이를 정량적으로 측정하고 분석하는 기술이 더 발전할 것이다. 이는 단순한 건강 관리 단계를 넘어 현대 의학의 핵심 도구로 자리 잡게 될 것이다.

노화에 대응할 때는 겉으로 드러나는 현상에 속아서는 안 된다. 노화의 결과에 천착하기보다는 노화의 근본적인 원인을 파악하고 해결해야 한다. 이때 노화 관리의 기준은 생물학적 나이로 삼아야 한다.

암과 알츠하이머병의 근본 원인은 같다

만약 '절대 걸리고 싶지 않은 질병 TOP 5'를 선정한다면 무엇일까? 질병의 심각성, 치료 가능성, 그리고 일상생활에 미치는 영향을 고려하면, 대부분의 사람들이 피하고 싶어 하는 질병 리스트 최상위에는 2가지 질환이 반드시 포함될 것이다. 바로 '암과 알츠하이머병'이다. 이 질환들은 나이가 들수록 발병 위험이 급증하며, 개인의 삶은 물론 가족과 사회에도 막대한 영향을 미친다.

암은 국내 사망 원인 1위를 차지하는 중대한 질환으로 매년 수많은 생명을 앗아가고 있다. 다양한 종류의 암이 존재하지만, 대부분 치료가 어렵고 높은 사망률을 보이는 공통점이 있다. 특히 진행 단계에 따라 생존율이 급격히 낮아지는 경향이 있다. 암은 나이가 들수록 발병 위험이 높아지는데, 실제로 건강보험심사평가원에 따르면 2023년 암으로 의료기관을 찾은 환자의 82.3%가 50대 이상이었다.

알츠하이머병은 치매의 가장 흔한 형태로, 기억력과 인지 기능을 점진적으로 상실하게 만드는 신경퇴행성질환이다. 이 질환은 주로 고령층에서 발생하며, 환자의 95.2%가 70세 이상이다. 암이 육체를 무너뜨리는 질병이라면, 알츠하이머병은 정신과 삶을 서서히 앗아가는 질병이다. 치료 방법이 아직 명확하지 않고, 환자뿐만 아니라 가족의 삶도 흔든다는 점에서 암보다 더 두려운 질병으로 꼽히기도 한다. 실제로 영국에서 진행된 한 조사에서는 영국인들이 가장 두려워하는 질병으로 알츠하이머병을 꼽았으며, 진단받은 환자들의 62%가 '인생이 끝난 것처럼 느껴졌다'고 답했다.

암과 알츠하이머병은 전혀 다른 질병처럼 보이지만, 한 가지 중요한 공통점이 있다. 세포가 인슐린 작용에 둔감해지는 상태, 즉 '인슐린 저항성'과의 연관성이다. 세포가 인슐린에 제대로 반응하지 않으면, 즉 ==인슐린 저항성이 생기면, 인슐린의 농도가 높아져 암세포의 성장이 촉진될 수 있다. 또 뇌세포의 에너지 대사가 저하되어 알츠하이머병의 발병 위험이 증가할 수 있다.==

중요한 것은 인슐린 저항성은 미토의 기능 저하와 직접 연결된다는 점이다. 미토는 세포에 에너지를 공급하는 핵심 기관으로, 그 기능이 저하되면 노화가 가속화되면서 암과 알츠하이머병을 비롯한 다양한 질환의 발생 위험이 커진다. 암과 알츠하이머병이라는 두려운 질병의 근본 원인 중 하나가 미토의 기능 저하인 셈이다.

그렇다면 이 작은 기관인 미토는 건강과 노화, 그리고 질병과 어떻게 연결되는 것일까? 이 궁금증은 2장에서 자세히 다룰 예정이다.

Tip. 노화가 원인이 되는 질환들

노화가 불러오는 병은 암과 알츠하이머병만이 아니다. 다음은 노화와 함께 발병 위험이 급격히 높아지는 질환들이다.

1. 관상동맥질환: 심장에 혈액을 공급하는 혈관이 좁아지면서 발생하는 질환으로, 심장 건강을 위협한다.
2. 뇌졸중: 뇌로 가는 혈류가 막히거나 출혈이 발생해 뇌세포가 손상되는 질환으로, 심각한 후유증을 남길 수 있다.
3. 당뇨병: 혈당을 조절하는 기능에 문제가 생겨 신체 여러 기관에 악영향을 미치는 질병으로, 심장병, 뇌졸중, 신장질환 등의 위험을 높인다.
4. 호흡기질환: 폐와 호흡기에 영향을 미치는 다양한 질환으로, 고령층에서는 폐렴 등으로 인해 치명적인 결과를 초래할 수 있다.

몸-뼈-뇌,
무너짐에는 순서가 있다

우리는 시간을 되돌릴 수 없다는 사실에 안타까움을 느낀다. 그리고 노화를 막거나 멈추는 방법을 찾는다. 하지만 노화의 시간을 거스르기보다 그 흐름을 이해하고, 건강하고 활력 있게 살아갈 방법을 찾는 일이 중요하다. 노화의 결과에 그때그때 대응하기보다 그 원인을 해결하려는 근본적인 접근이 필요하다. 이를 위해 나는 기존의 '항노화Anti-Aging'라는 개념 대신 '탈노화Escaping Aging'라는 새로운 개념을 제시한다. 이 두 용어는 비슷해 보이지만, 본질적으로 중요한 차이가 있다.

항노화는 노화의 생물학적 기전을 근본적으로 해결하지 못한다. 노화는 유전적 요인과 세포의 변화가 복합적으로 작용하는 생리 과정이며, 이를 근본적으로 되돌리는 것은 현재 과학기술로 불가능하다는 게 일반적인 견해다. 이러한 한계점을 고려했을 때 우리는 노화의 근본적인 과정을 이해하고, 노화가 가져오는 부정적 영향을 최소화하는 방법을 모색해야 한다.

이것이 바로 내가 강조하는 탈노화의 핵심이다. 탈노화는 노화를 멈추거나 되돌리려는 시도에서 벗어나 노화로 인한 몸의 변화를 이해하고 완화하는 데 초점을 맞추는 접근 방식이다. 노화를 완전히 막을 수는 없지만, 그로 인해 나타나는 신체 변화와 건강 문제는 충분히 조절하고 완화할 수 있다. 탈노화는 노화 자체의 불가피성은 인정하되, 그로 인해 발생하는 부정적인 영향을 최소화함으로써 삶의 질을 유지하고자 하는 전략적 개념이다.

노화를 멈출 수 있는 약이 있다면 얼마나 좋을까? 불로약은 많은 이들의 꿈이며, 수많은 과학자와 제약사가 추구하는 목표다. 노화를 막을 단 하나의 완벽한 해법, 이른바 '실버 불릿^{silver bullet}'을 찾기 위해 끊임없이 연구가 이어지고 있다. 하지만 다양한 접근이 시도되고 있음에도 불구하고, 노화를 단 하나의 방법으로 해결하기는 어렵다는 것이 과학계의 일반적인 시각이다.

이는 치매 연구와도 비슷하다. 현재 치매를 치료할 수 있는 약물은 없다. 치매가 하나의 원인에 의해 발생하는 것이 아니라 유전적·환경적·생리적 요인이 복합적으로 작용한 결과이기 때문이다. 노화 역시 유전적·환경적·생리적 요인이 복합적으로 얽혀 있는 생물학적 과정이기 때문에 단일 약물 혹은 하나의 치료 전략으로는 해결하기 어렵다.

물론 실버 불릿으로 기대를 모은 후보들도 있었다. 항산화제는 '자유 라디칼(Free radical, 불안정한 전자를 지닌 분자로 세포를 손상시켜 노화를 촉진함)'을 제거해 산화 스트레스를 줄이는 데 도움을 줄 수 있으나, 임상 연구에서는 노화 방지에 대한 뚜렷한 효능이 확인되지 않았다. 실제로 제약사 글락소스미스칼라인(GlaxoSmithKline)이 레스베라트롤(식물이 곰팡이나 해충 같은 안 좋은 환경에 직면했을 때 만들어내는 폴리페놀계 물질) 기반의 제품을 개발했으나, 기대만큼의 효과를 입증하지 못해 시장에서 철수한 바 있다. 세놀리틱(senolytic) 약물 역시 노화 방지 분야에서 큰 주목을 받았지만 아직 그 효과가 명확히 입증되거나 FDA의 승인을 받은 제품은 없다. 연구 데이터가 충분히 축적되지 않았고, 안전성에 대한 우려가 해소되지 않았기 때문이다.

현재 노화를 완전히 방지할 수 있는 약물은 존재하지 않는다. 향후 혁신적인 치료법이 등장할 가능성은 있지만, 단 하나의 약물로 노화를 막을 수 있다고 기대하기보다는 다양한 방법을 병행하는 것이 훨씬 더 현실적이다. 따라서 우리가 지금 해야 할 것은 노화로 인한 생리적 변화에 대한 종합적인 관리다. 이로써 탈노화 전략의 중요성이 더욱 분명해진다.

노화의 3M
: 대사, 근골격, 뇌

노화는 신체와 정신 기능이 점진적으로 저하되는 복합적인 과정이다. 이때 우리 몸은 어떤 변화를 겪을까? 피부와 모발의 변화를 제외하고 노화로 인한 증상들을 분류하면 크게 3가지 주요 그룹으로 나눌 수 있다.

1. 대사 및 심혈관 Metabolic&Cardiovascular: 심부전, 암, 고지혈증, 당뇨병, 부정맥 등
2. 근골격계 Musculoskeletal: 근육 약화, 관절염, 골다공증, 골절 등
3. 뇌와 인지능력 Mental: 뇌 위축, 소뇌 위축, 정신 증상, 치매 등

이 세 그룹의 영문 앞글자가 모두 'M'으로 시작되므로, 앞으로 이를 3M이라 부르겠다. 3M은 건강과 신체 기능을 유지하는 핵심 요소다. 각 기능이 정상적으로 유지될 때 우리는 질병 없이 건강한 삶을 이어 갈 수 있다. 하지만 노화가 진행되면서 이 3개의 축이 서로 얽히며 우리 몸의 기능을 점차 저하시킨다.

대사 기능의 저하는 근육량 감소에 영향을 미치고, 근력이 약해지면 신진대사 속도가 느려진다. 이는 결국 뇌 건강에도 부정적인 영향을 미친다. 그리고 뇌 기능이 저하되면 다시 운동 능력이 떨어지고, 신체 기능 전반의 감퇴로 이어질 수 있다. 일반적으로 대사 및 심혈관 기

능의 변화는 40대부터 나타나기 시작하며, 근골격계 변화는 50대 이후, 뇌와 인지 기능의 저하는 60대 이후 본격적으로 진행된다. 이러한 중년 이후의 변화를 방치하면 3M이 서로 영향을 주고받으며 신체 기능이 급격히 저하될 수 있다.

대사 및 심혈관 기능의 변화는 노화와 밀접한 관련이 있다. 노화가 진행되면 대사율이 감소하고, 체지방이 증가하며, 인슐린 저항성도 높아지게 된다. 흔히 '나이가 들면 살이 쉽게 찐다'거나 '예전처럼 에너지가 나지 않는다'는 말을 하는데, 이는 단순한 느낌이 아니라 실제로 대사적 변화가 일어나고 있다는 신호일 가능성이 크다. 이러한 변화는 제2형 당뇨병, 비만, 심혈관질환의 발병 위험을 높이는 주요 원인이 된다.

==의대에 다니던 시절에는 대사율 감소와 비만이 대사질환의 주요 원인이라고 배웠다. 그러나 최근에는 이러한 변화의 근본적인 원인으로 미토 기능 저하가 주목받고 있다.== 미토는 세포 속 발전소 역할을 하며, 우리가 활동하는 데 필요한 에너지를 만들어낸다. 하지만 나이가 들어 미토의 기능이 점차 떨어지면 체내 염증 반응을 촉진한다. 이러한 변화가 지속되면 인슐린 저항성이 증가하고, 결국 당뇨병과 비만, 심혈관질환으로 이어질 위험이 커진다.

근골격계의 변화도 노화의 중요한 특징이다. 나이가 들수록 근육량이 줄어들고 골밀도가 낮아져 근력이 약화된다. 그리고 이로 인해 근감소증과 골다공증 같은 문제가 발생할 수도 있다. 노화는 인지능력 저하도 동반한다. 나이가 들면서 기억력과 주의력이 감소하고 정보 처리 속도가 느려지는데, 이는 뇌의 구조적·기능적 변화에서 비롯된다. 특히 해마와 같은 기억을 담당하는 뇌 영역이 위축되면서 기억을 저장하고 불러오는 능력이 약해질 수 있다.

3M은 서로 밀접하게 연결되어 있으며, 전신에 걸쳐 다양한 노화 증상을 유발하는 핵심 요인이다. 하지만 이 세 축의 변화를 정확히 이해하고 체계적으로 관리하면 노화의 속도를 늦추고 건강을 지킬 수 있다.

탈노화로 가는
3가지 핵심 전략

3가지 축이 변화하면서 건강 문제가 나타나면 우리는 증상에 따라 내과, 정형외과, 신경과 등을 오가며 치료를 받는다. 하지만 과연 각 질병들의 발병 원인과 치료 방법이 독립적으로 존재할까? 표면적으로는 서로 다른 원인에 의한 증상처럼 보일 수 있지만, 사실 대부분의 노화 관련 질환은 하나의 뿌리, 즉 '만성 염증'에서 비롯된다.

노화로 인해 생기는 질병들은 마치 바닷속에 숨겨진 암초와 같다. 바닷물이 높을 때는 암초가 보이지 않지만, 물이 빠지면 그 아래 숨겨져 있던 암초들이 드러난다. 젊을 때는 신체 기능이 원활하여 질병이 드러나지 않다가 나이가 들면서 염증이 쌓이고 회복력이 떨어지면, 그동안 잠재하던 질환들이 하나둘씩 나타난다.

그런데 같은 만성 염증 상태에서도 어떤 사람에게는 심혈관질환이 먼저 나타나고, 또 어떤 사람은 당뇨병이나 관절염이 먼저 발병한다. 바다에서도 암초의 높이가 제각기 다르듯, 사람마다 유전적 특성과 신체의 취약한 부분이 다르기 때문이다. 염증이 지속되면 몸에서 가장 취약한 부위부터 먼저 영향을 받게 되고, 결국 거기서부터 질병이 시작된다. 참고로 어떤 질병이 먼저 나타날지는 가족력이 중요한 힌트를 제공한다. 가족력은 특정 질환의 발현 가능성을 설명하는 데 있어 절반 이상의 정보를 담고 있는 '답안지'와도 같다. 순서의 차이는 있지만 결국 만성 염증이 계속되면 다양한 질환이 동시에 나타날 가능성도 높아진다. 그러니 염증 관리는 건강의 핵심 열쇠다.

탈노화는 3가지 핵심 전략을 중심으로 한다. 첫째, '염증 조절하기'다. 염증 노화란 면역계가 지속적으로 활성화되고, 만성적인 염증 상태가 유지되는 현상을 의미한다. 염증 노화가 지속되면 심혈관질환, 신경퇴행성질환, 당뇨병 등 다양한 노화 관련 질환의 발병 위험이 커진다. 다행히 염증 노화를 조절할 수 있다는 연구들이 발표되고 있다. 연구에 따르면 세포 노화의 축적, 염증성 사이토카인(면역세포가 분비하는 신호 단백질로 염증을 일으켜 병원균을 막지만 과하면 질병을 유발함)의 증가, 면역 기능 저하 등이 염증 노화를 촉진하는 주요 요인이다. 따라서 이를 제어하면 노화로 인한 부정적인 영향을 줄일 수 있다.

둘째, '세포를 건강하게 유지하기'다. 노화 관련 질환을 예방하려면 세포 기능을 최적화하는 것이 중요하다. 이를 위해 줄기세포 연구, 미토 활성화, DNA 손상 복구 등에 대한 연구가 활발히 진행되고 있다.

셋째, '면역 기능 최적화하기'다. 노화로 인한 면역력 저하를 막으면 질병 위험을 줄이고 건강수명을 늘릴 수 있다. 면역력을 높이기 위해서는 균형 잡힌 식사, 규칙적인 운동, 스트레스 관리가 필요하다. 이에 대한 실천적 방법들은 5장에서 소개하겠다.

건강은 단순히 병이 없다는 뜻이 아니다. 신체와 인지 기능이 제 역할을 하며 일상을 온전히 살아갈 수 있는 상태, 그것이 진정한 건강이다. 노화란 이 기능들이 서서히 무너지는 과정이며, 그 핵심에는 만성 염증이라는 원인이 있다.

그렇다면 염증이라는 그림자는 언제, 어떤 모습으로 우리 삶에 스며드는가? 겉으로 드러난 질환 뒤에 숨어 있는 염증의 흔적은 생각보다 일찍, 그리고 예상치 못한 방식으로 나타난다. 나는 진료실에서 이를 실감하게 된 한 사례를 잊을 수 없다.

만성피로증후군과 롱코비드, 본질은 하나다

20대 초반의 한 여성이 여드름과 피부 흉터 치료를 하기 위해 병원을 찾아왔다. 미술을 전공하던 그녀는 극심한 피로로 학업을 중단한 상태였다. 밤에는 쉽게 잠들지 못했고 아침에는 도무지 일어날 수가 없었다. 그녀는 학업은 물론이고 일상생활조차 제대로 유지하기 힘들다고 호소했다. 이야기를 들은 순간, 단순한 피부 문제가 아님을 직감했다. 여드름은 겉으로 드러난 증상일 뿐, 그 이면에는 더 깊은 원인이 있을 것이라 생각했다. 이에 혈액검사와 설문조사를 진행한 결과, 그녀가 만성피로증후군(Myalgic Encephalomyelitis/Chronic Fatigue Syndrome, 이하 ME/CFS)을 앓고 있다는 사실을 확인할 수 있었다.

더 흥미로운 점은 그녀의 혈액검사에서 특별한 질환이 발견되지 않았음에도 불구하고 염증 지표가 비정상적으로 높은 수치를 보였다는 사실이다. 이는 그녀가 단순한 피로가 아니라 염증 노화와 유사한 생리적 변화를 겪고 있을 가능성을 보여주었다. 치료를 이어가는 동안 그녀의 증상은 점점 염증 노화의 특징을 떠올리게 했다. 나는 염증을 완화하고 면역 기능을 조절하는 치료에 집중했다. 그 결과 시간이 지남에 따라 그녀의 상태는 점차 호전되었고, 마침내 학업에 복귀할 수 있을 만큼 회복되었다.

이 사례를 통해 ME/CFS는 단순한 에너지 부족 상태가 아니라, 신체 내 염증과 깊이 연관된 질환임을 알게 되었다. 더 나아가 ME/CFS 환자들의 증상 패턴과 염증 노화가 심한 사람들의 증상이 상당히 유사하다는 점도 확인할 수 있었다. 그래서 나는 진료실에서 염증 수치가 높은 환자들을 마주하면 ME/CFS의 진단 기준을 참고하곤 한다. 실제로 그 기준을 하나씩 적용해보면 염증 노화가 심한 환자들의 증상과 상당한 공통점을 발견할 수 있기 때문이다.

만성피로증후군은
염증 노화의 축소판

피로를 단순한 과로의 결과로 여기는 사람이 많다. 하루쯤 푹 쉬거나 비타민이나 피로회복제를 먹으면 금세 회복될 것이라 여긴다. 하지만 어떤 이들에게 피로는 일시적인 증상이 아니라 삶 전체를 뒤흔드는 무거운 짐이 되기도 한다. 그 대표적인 사례가 바로 ME/CFS다.

ME/CFS는 단순 피로와 다르다. 일반적으로 1개월 이상 지속되는 피로를 '지속성 피로', 6개월 이상 지속되면 '만성피로'라고 부르는데, ME/CFS는 만성피로에 더해 극심한 탈진, 근육통, 기억력 저하 등의 증상이 동반되는 상태다.

1950년대 이후 이 질환은 근육통과 두통을 동반하는 특징 때문에 근육통성 뇌척수염(Myalgic Encephalomyelitis, ME)으로 불렸다. 1980년대 후반, 미국 질병통제예방센터CDC는 이를 만성피로증후군(Chronic Fatigue Syndrome, CFS)으로 재정의했다. 그러나 이 명칭이 신경학적 증상의 심각성을 반영하지 못한다는 비판이 이어졌고, 이후 ME/CFS라는 복합적인 용어를 사용하기 시작한 것이다.

ME/CFS는 피로회복제나 한약으로 해결할 수 있는 가벼운 질환이 아니다. 과거에는 ME/CFS 환자들이 '히스테릭하다'는 오해를 받았지만 이 질환은 환자의 일상을 근본적으로 무너뜨리는 심각한 질환이다. 개인마다 증상의 정도는 다르지만 약 25%의 환자는 집 밖을 나서는 것조차 힘들어하고, 일부는 휠체어가 필요할 정도로 신체 기능이 저하된다. 이러한 질환의 심각성을 제대로 이해하고 환자들이 겪는 어려움을 올바르게 바라보기 위해서는 정확한 용어를 사용하는 것부터 시작해야 한다.

ME/CFS와 염증 노화의 가장 큰 공통점은 면역계의 이상과 만성 염증이다. 최근 연구에 따르면 ME/CFS는 단순한 피로질환이 아니라 면역계의 과활성화와 염증성 사이토카인의 증가와 밀접하게 관련되어 있다. 특히 주목할 점은 환자들이 마치 조기 노화 상태에 있는 것처럼 보인다는 것이다.

이에 연구자들은 염증 노화가 ME/CFS의 발병에 중요한 역할을 할 수 있다고 보고 있다. 실제로 스탠퍼드 대학교의 연구에 따르면 ME/CFS 환자들은 건강한 사람보다 사이토카인 중 하나인 TGF-β 수치가 높고, 반대로 염증성 바이오마커(생체지표)인 레지스틴resistin 수치는 낮게 나타났다. TGF-β는 원래 면역 반응을 억제하고 균형을 유지하는 역할을 하지만, 그 수치가 비정상적으로 높아지면 오히려 면역 기능 전반이 억제되어 회복력이 떨어지고, 감염이나 염증 자극에 제대로 대응하지 못하게 된다. 또한 레지스틴은 일반적으로 염증을 유발하는 단백질로, 수치가 높을 경우 만성 염증을 악화시킬 수 있다. 하지만 ME/CFS 환자처럼 레지스틴 수치가 지나치게 낮은 경우에도 면역계의 경고 및 반응 기능이 둔화되어 오히려 면역 조절 실패로 이어질 수 있다.

이처럼 면역 반응이 '지나치게 항진되거나 과도하게 억제되는' 비정상적인 상태가 지속될 경우, 염증 노화와 유사한 체내 환경이 형성되고, 이것이 ME/CFS의 만성화와 깊이 연관되어 있을 수 있다는 해석이 가능하다.

또한 CCL11, IL-5, IL-7, TGF-α 등 다양한 사이토카인이 과도하게 분비되면 몸 곳곳에 염증이 번지고 피로, 통증, 집중력 저하 같은 증상이 생긴다. 이를 바탕으로 연구진은 'ME/CFS는 명확한 염증성 질환이다'라고 결론지었다.

물론 ME/CFS와 염증 노화 간의 직접적인 연관성에 대한 연구는 여전히 제한적이다. 두 질환 간의 관계를 명확히 규명하기 위해서는 추가 연구가 필요하다. 그러나 ME/CFS 환자들에게서 관찰되는 만성 염증과 면역체계의 이상은 염증 노화의 특징과 상당히 유사하다. 실제로 ME/CFS 환자들은 자연 살해 세포^{NK세포} 기능이 저하되어 방어력이 약해지고, 염증성 사이토카인이 증가하며, 자율신경계 이상을 보이고, 이러한 생리적 변화는 염증 노화와 연관성이 있다는 점을 보여준다.

ME/CFS와 염증 노화는 증상에서도 많은 유사점을 보인다. 미국의 비영리단체 솔브미 Solve M.E.는 ME/CFS를 이렇게 표현한다. "가장 흔하지만, 한 번도 들어보지 못한 질환 the most prevalent diseases you've never heard of."

이 표현은 염증 노화에 적용해도 전혀 어색하지 않다. 물론 염증 노화는 하나의 질환이라기보다 나이가 들면서 신체 내에 만성 염증이 누적되는 생리적 변화에 가깝다. 그러나 그 영향력은 결코 작지 않다. 염증 노화는 다양한 만성질환과 노화 관련 건강 문제의 근본적인 기전으로 작용하기 때문이다.

다음 내용을 살펴보면, 염증 노화와 ME/CFS가 얼마나 유사한 증상 패턴을 보이는지 한눈에 확인할 수 있다.

염증 노화의 일반적인 증상
- 피로감: 충분히 쉬어도 계속 피곤하고 에너지가 부족한 느낌이 든다.

- 근육 약화: 염증이 근육과 조직에 영향을 미쳐 전반적인 근력이 감소할 수 있다. 장기적인 염증은 근육 약화를 초래하고, 균형 감각을 저하시켜 낙상 위험을 증가시킬 수 있다.
- 관절 통증과 뻣뻣함: 만성 염증은 관절에 불편함과 뻣뻣함을 유발하며, 퇴행성관절염과 같은 질환으로 발전할 가능성이 있다.
- 인지 기능 저하: 염증이 뇌에 영향을 미쳐 기억력이 떨어지고, 집중이 어려워지거나 혼란을 느낄 수 있다. 브레인 포그 barin fog 등의 증상을 경험할 수 있으며, 이는 알츠하이머병과 같은 신경퇴행성 질환 발병에 영향을 미칠 수 있다.
- 감염 위험 증가: 면역체계가 제대로 작동하지 않으면서 감염 위험이 커진다.
- 피부 변화: 피부가 얇아지고 주름이 늘어나며, 상처 치유 속도가 느려질 수 있다.
- 기분 변화: 만성 염증은 뇌 기능과 기분에 영향을 미쳐 우울감, 불안, 짜증과 같은 감정 변화를 유발할 수 있다.
- 체중 및 복부 지방 증가: 염증으로 인해 대사 변화가 발생하면서 체중이 늘거나 복부 지방이 증가할 수 있다.

ME/CFS 진단 기준[2)]

1. 설명되지 않는 극심한 피로가 6개월 이상 지속되고, 휴식으로도 회복되지 않으며, 이전보다 직업, 학업, 사회 활동, 개인 활동이 현저히 감소해야 한다.

2. 또한 다음 증상 중 4가지 이상이 6개월 이상 지속될 경우 ME/CFS로 진단할 수 있다.
   - 기억력 또는 집중력 장애
   - 인후통
   - 림프절 압통
   - 근육통
   - 다발성 관절통
   - 새로 생긴 두통
   - 잠을 자도 개운하지 않음
   - 운동 또는 힘든 활동 후 극심한 피로감

염증 노화와 ME/CFS는 지속적인 피로, 인지 저하, 근골격계 통증, 면역체계 이상, 기분 및 수면 장애를 중심으로 겹친다. ME/CFS의 가장 대표적인 증상은 지속적인 피로다. ME/CFS 환자들은 충분한 휴식을 취해도 회복되지 않는 극심한 피로를 경험한다. 이는 염증 노화 과정에서 에너지 대사가 저하되면서 나타나는 만성적인 피로감과 유사하다. 인지 기능 저하도 공통적으로 나타난다. ME/CFS 환자들은 기억력 감퇴, 집중력 저하, 머리가 멍해지는 브레인 포그를 겪는다. 염증 노화 역시 신경염증이 증가하면서 인지 기능이 저하되는 증상을 유발할 수 있다.

근육통과 관절통 역시 공통된 증상이다. ME/CFS에는 특별한 원인이 없어 보이지만, 환자들은 지속적인 근육통과 관절통을 호소하는 경우가 많다. 염증 노화에서도 조직 내 만성 염증 반응이 증가하면서 비슷한 증상이 나타난다. 면역 기능 저하도 주요한 공통점이다. ME/CFS 환자들은 감염에 취약하며, 면역체계가 과민하거나 비정상적으로 반응하는 경우가 많다. 마찬가지로 염증 노화가 진행되면 면역체계가 점차 약해진다.

ME/CFS와 염증 노화는 신체적·인지적·면역학적 증상에서 많은 공통점을 보인다는 점에서, ME/CFS는 '염증 노화의 축소판'이라 인식될 여지가 많다.

코로나19와 염증 노화의 연결고리

코로나19는 사스-코브-투 SARS-CoV-2 바이러스에 의해 2019년 말 전 세계에서 발생했으며, 2020년 3월 팬데믹으로 선언되었다. 이 바이러스는 그 이전까지 인류가 접하지 못했던 새로운 바이러스였다. 팬데믹 초기에는 고령자들이 젊은 세대에 비해 훨씬 심각하게 아프고 사망률도 높았다. 이와 관련해 가장 설득력 있는 설명으로 제시된 것은 노화와 관련된 2가지 과정, 즉 '면역노화(immunosenescence, 나이가 들며 면역 기능이 약화됨)'와 '염증 노화'였다. 실제로 많은 논문이 이 두 과정이 코로나19의 임상 경과나 사망률에 어떻게 연관되는지를 밝히고자 했다.

하지만 이 설명이 매력적으로 보였음에도, 염증 노화의 정의를 엄밀히 따져보면 면역노화와 염증 노화는 최대한 기여 요인 정도일 수 있으며, 팬데믹 초기의 관찰 결과를 완전히 설명할 수는 없다는 사실을 알 수 있다. 이후 코로나19가 젊은 인구층으로 확산되면서 이 주장이 더욱 뒷받침되었다. 코로나19에 감염된 모든 노인이 중증에 이르거나 사망한 것은 아니었다. 실제로 90세 이상, 심지어 100세가 넘는 고령자들 중에서도 아무런 후유증 없이 회복한 사례들이 다수 존재한다.

이는 염증 노화의 강도와 이에 대응하는 생체 방어기전의 차이가 장기적으로 고령자가 외부 스트레스에 어떻게 반응할지를 결정짓는다는 것을 시사한다. 어떤 경우에는 면역 반응은 적절했지만 염증을 가라앉히는 체내 조절과정이 제대로 작동하지 않았고, 또 어떤 경우에는 면역 반응 자체가 부적절했으며 그 조절도 실패했다. 유전적 요인, 환경 요인, 그리고 때로는 질병 자체가 가지는 호르메시스(hormesis, 적은 양의 독성 물질, 열, 산화 스트레스, 운동, 칼로리 제한 등이 오히려 세포를 자극하고 회복 능력을 높이는 것) 효과도 감염 반응을 악화시키거나 완화시키는 데 영향을 줄 수 있다.

이와 같은 개별 반응의 차이는 코로나19 감염 이후에도 이어진다. 롱코비드는 코로나19 회복 이후에도 피로, 브레인 포그, 근육통, 집중력 저하 등 다양한 증상이 수개월 이상 지속되는 상태를 말한다. 포스트 코로나 증후군, 롱 홀러Long Haulers, PACS Post-Acute COVID Syndrome 등 다양한 이름으로 불리며, CDC에 따르면 코로나19에 걸린 성인의 약 6%가 롱코비드를 경험하고 일부는 평생 증상이 지속될 가능성도 있다.

주목할 점은 롱코비드의 주요 증상이 ME/CFS과 매우 유사하다는 것이다. 실제로 코로나19 감염 후 ME/CFS 발병 위험이 약 7.5배 높아진다는 연구 결과가 있으며[3], 과거 사스^{SARS}와 메르스^{MERS} 감염 이후 일부 환자에게서도 ME/CFS 유발 사례가 보고되었다. 사스 감염자의 약 40%가 감염 4년 후에도 ME/CFS와 유사한 증상을 겪었으며, 코로나19 이후에도 유사한 경과가 반복되고 있다.

롱코비드와 ME/CFS의 공통점은 염증과 깊은 관련이 있으며, 염증 노화와 유사한 증상을 보인다는 점이다. 지속적인 피로, 인지 저하, 면역 기능 약화 등은 염증 노화에서도 나타나는 전형적인 증상이다. 독일 로베르 코흐 연구소$^{Robert\ Koch-Institut}$에 따르면, 일반적인 예상을 깨고 80~89세보다 90세 이상 고령자의 코로나19 사망률이 더 낮게 나타났는데, 이는 장수한 고령층의 염증 수치가 상대적으로 낮았기 때문일 가능성이 제시되었다.

물론 롱코비드와 ME/CFS는 염증 노화와 몇 가지 중요한 차이점도 있다. 염증 노화는 노화에 따라 서서히 진행되는 자연스러운 생리적 변화로, 면역세포의 노화, 미토 기능 저하, 만성 감염 등이 주요 원인이다. 이러한 변화는 수십 년에 걸쳐 점진적으로 진행된다. 반면 ME/CFS는 감염, 외상, 독소 노출 등에 의해 갑작스럽게 발생하는 질환으로, 젊은 연령층에서도 발생할 수 있다. 면역 반응에서도 차이를 보인다. 염증 노화는 나이가 들며 면역 기능이 전반적으로 약해지는데 ME/CFS는 오히려 면역계가 과도하게 활성화하는 경향을 보인다. 특히 기생충 방어를 담당하는 Th2 면역 반응이 두드러지고, IL-10이나

TGF-β 같은 면역 조절 인자들이 비정상적으로 높게 나타나는 경우가 많다. 이런 특징들을 종합해보면 ME/CFS는 마치 '젊은 사람에게 나타난 가속된 염증 노화'처럼 보이기도 한다.

그럼에도 불구하고 염증 노화, ME/CFS, 롱코비드 모두 염증과 밀접하게 연결되어 있으며, 공통적으로 신체 전반의 기능 저하를 야기한다는 점에서 중요한 생리적 유사성을 지닌다. 이는 염증 노화가 단지 나이 때문만이 아니라, 특정 감염이나 환경 스트레스 같은 외부 자극에 의해서도 유사한 상태로 유도될 수 있음을 보여준다. 오른쪽은 3가지를 비교한 표다.[4]

감염이나 만성 스트레스, 면역계 조절 실패처럼 일상에서 흔히 겪는 자극들도 젊은 사람에게 염증 노화와 유사한 변화를 일으킬 수 있다. ME/CFS나 롱코비드처럼 원인을 단정짓기 어려운 질환들이 바로 그 결과다. 이제 우리는 '염증 노화'를 단순한 노화의 부산물이 아니라, 현대의 질병을 꿰뚫는 핵심 개념으로 이해해야 한다. 이 흐름을 읽어내는 것이 앞으로의 건강 관리와 치료 전략을 바꾸는 첫걸음이 될 것이다.

특징	염증 노화	ME/CFS	롱코비드
정의	노화와 관련된 만성적 저등급 염증, 노화의 자연적인 과정	극심한 피로를 특징으로 하는 복잡한 만성질환	코로나19 감염 후 지속적인 증상
피로	점진적, 노화와 연관된 피로	극심하고 지속되는 피로. 신체적 활동으로 악화되며 휴식으로 회복되지 않음	신체적 활동으로 악화되며 몇 달 동안 지속됨
인지 기능 저하	경미한 인지 저하, 기억 문제	브레인 포그, 집중력 문제, 단기 기억력 장애	브레인 포그, 집중력 저하, 기억력 문제
면역 기능 변화	만성적 저등급 염증, 면역 기능 이상	면역계 이상, 만성적 저등급 염증 가능성	면역 기능 이상, 과도하거나 비정상적인 면역 반응
근육·관절 통증	노화에 따른 근육 및 관절의 통증	광범위한 근육 및 관절 통증, 압통 지점	만성 근육 및 관절 통증, 근육 약화
수면 장애	수면 패턴 변화	불면증, 비회복성 수면, 수면 유지 어려움	불면증, 비회복성 수면
완치 가능성	만성적, 나이가 들수록 악화됨	만성적, 수년 또는 평생 지속될 수 있음	몇 달 또는 몇 년 동안 지속될 수 있으며, 증상이 개선될 수 있음

[표1] 염증 노화, ME/CFS, 롱코비드의 주요 증상 비교

염증 관리는
젊음을 지키는 첫걸음

사람들을 보고 누가 염증 노화로 인해 제2형 당뇨병, 심혈관질환, ME/CFS를 앓고 있는지 단번에 알아볼 수 있을까? 초능력이 있는 게 아니라면 겉모습만으로 이를 구별하기란 쉽지 않다.

하지만 노쇠는 다르다. 노쇠는 염증 노화의 결과가 가장 눈에 띄게 나타나는 질환이다. 느린 걸음걸이, 구부정한 허리, 균형 감각 저하로 인해 지팡이에 의존하는 모습은 염증 노화가 신체에 미치는 영향을 시각적으로 생생하게 보여준다. 노쇠는 염증 노화의 영향을 가장 직접적이고 눈에 띄는 방식으로 보여주는 '질환'이다.

노화와 노쇠를 혼용해서 사용하는 경우가 많지만, 두 개념은 분명히 다르다. 노화^{aging}는 나이가 들면서 신체 기능이 점진적으로 저하되는 자연스러운 과정이다. 근육량 감소, 신진대사 저하, 미토 기능 저하로 인해 반응 속도가 느려지고, 근력이 약해지는 것이 대표적인 특징이다.

반면 노쇠^{frailty}는 근력, 대사, 면역 등 신체의 여러 기능이 저하되면서 질병이나 외상 같은 외부 스트레스에 대한 적응력이 감소한 상태를 말한다. 이로 인해 건강이 급격히 악화되고 질병 발생 위험이 커진다. 노쇠한 노인은 거동이 어려워지고 낙상 위험이 증가하며, 질병 발생률, 입원률, 사망률까지 높아질 가능성이 크다.

노쇠는 삶의 질 전반을 급격히 떨어뜨리는 심각한 건강 문제다. 노화와 노쇠는 같은 흐름 속에 있지만, 노쇠는 훨씬 심각한 상태다. 우리는 노쇠를 정확히 이해하고 미리 대비해야만 한다. 한국보건사회연구원에 따르면 노화와 노쇠는 다음과 같이 구분할 수 있다.

	노화	노쇠
정의	나이가 들면서 생기는 정상적인 변화	나이가 들어서 생기는 비정상적인 변화
증상	눈이 침침해지고, 반응 속도가 느려지고, 근력이 떨어짐	일상생활에 지장을 줄 정도로 기능이 심각하게 저하된 상태
특징	누구나 피할 수 없는 세월의 흔적	피할 수 있는 상태

[표2] 노화와 노쇠의 개념 비교

노쇠의 신호,
염증 노화가 시작됐다는 경고

노화가 진행되면 걸음 속도가 점점 느려지고, 근육량이 감소하기 시작한다. 이러한 변화의 중심에는 염증 노화가 자리하고 있다. 나이가 들면서 혈액과 조직 내 염증을 유발하는 사이토카인인 IL-6, TNF-α, IL-1β 등은 건강한 성인과 비교하여 수치가 2~4배 증가하는 반면, 항염증 사이토카인인 IL-10, IL-1Ra 등은 감소하는 경향을 보인다. 이러한 변화는 만성 염증을 촉진하고, 노쇠를 유발하는 핵심 요인 중 하나인 근감소증의 위험을 높인다.

근감소증은 나이가 들면서 근육량과 근력이 감소하는 현상으로, 노쇠와 신체 기능 저하를 가속화하는 핵심 요인이다. 근감소증이 진행되면 근력과 운동 능력이 떨어지고, 신체활동량이 줄어들면서 근육 소실이 더욱 빨라지는 악순환이 발생한다. 이러한 과정이 반복되면 결국 신체 기능이 급격히 저하되며 노쇠가 유발되거나 악화될 수 있다.

노쇠와 근감소증, 그리고 염증의 관계는 다양한 연구에서 보고된 바 있다. 특히 염증 유발 사이토카인인 IL-6와 TNF-α는 노쇠의 주요 바이오마커로 주목받고 있다. 연구에 따르면 혈중 IL-6 수치는 나이 및 BMI와 양의 상관관계를 보이며, 악력^{grip strength}과는 음의 상관관계를 보였다. 또 다른 연구에서는 IL-6 수치가 높은 노인 여성들의 근육량을 추적한 결과 2년 후 제지방량(지방을 제외한 몸 전체의 무게)이 유의미하게 감소하는 경향을 보였다. 이는 IL-6가 근감소증과 노쇠 진행에 중요한 역할을 한다는 것을 시사한다.

염증을 유발하는 대표적인 사이토카인인 TNF-α 역시 노쇠 및 근감소증과의 연관성이 지속적으로 밝혀지고 있다. 노쇠한 75세 이상 노인의 가쪽넓은근(넙다리네갈래근의 가장 크고 강한 근육) 조직을 분석한 결과, TNF-α의 mRNA와 단백질량이 젊은 성인보다 유의미하게 증가한 것으로 나타났다. 그러나 3개월간 웨이트 트레이닝, 스쿼트, 푸시업 같은 저항운동 후, 노인들의 근육에서 TNF-α 발현이 유의미하게 감소하는 결과가 보고되었다. 이는 TNF-α가 노화로 인한 골격근 감소에 중요한 역할을 하며, 운동이 이를 완화할 수 있음을 시사한다. 이러한 연구 결과는 염증 유발 사이토카인의 증가, 즉 염증 노화가 근감소증과 노쇠를 촉진하는 핵심 요인임을 보여준다.

노쇠의 또 다른 원인으로는 호중구(Neutrophil, 우리 몸의 면역세포 중 하나로 백혈구의 일종)의 변화를 들 수 있다. 호중구는 혈액 내 가장 많은 백혈구로, 감염이 발생하면 조직으로 이동해 병원체를 제거하는 역할을 한다. 그러나 나이가 들면 호중구의 수와 기능이 변화해 노쇠에 영향을 미칠 수 있다. 나이가 들수록 호중구의 화학주성(자극에 반응해 이동하는 능력)이 감소하는 경향을 보인다. 실제로 젊은 성인, 건강한 노인, 노쇠한 노인을 비교한 연구에서 나이가 들수록 화학주성이 저하되었으며, 특히 노쇠한 노인에게서 가장 크게 감소하는 것으로 나타났다.

문제는 호중구의 비정상적인 이동이 염증 반응을 유발할 수 있다는 점이다. 호중구가 감염 부위로 정확하게 이동하지 못하면 감염 위험이 증가할 수 있지만, 비정상적으로 활성화된 호중구가 건강한 근육 조직을 손상시켜 전신 염증을 증가시킬 수도 있다. 이러한 염증 반응은 결국 근육 기능 저하와 노쇠를 가속화하는 요인이다.

Tip. 노쇠 진단법

노쇠를 진단할 때 가장 많이 사용하는 방법이 프리드의 노쇠 기준 Fried's frailty criteria이다. 이 방법은 5가지 주요 지표를 통해 노쇠를 평가한다.

1. 체중 감소: 최근 6개월 이내에 의도치 않게 체중이 4.5kg 이상 감소했다.
2. 체력 감소: 하루에 10분 이상 지속적으로 걷기 힘들거나 걷는 속도가 느려졌다.
3. 피로감: 쉽게 피로를 느끼고, 지속적으로 피곤을 경험했다.
4. 신체활동 감소: 평소 활동량이 감소하거나 적극적인 신체활동을 기피하게 된다.
5. 저항력 부족: 손목 힘 또는 악력 측정 시 상대적으로 약한 힘을 보이게 된다.

5가지 항목 중 3개 이상에 해당하면 노쇠로 분류되며, 1~2개에 해당하면 전 노쇠 상태로 평가한다. 그리고 이 중 하나라도 해당된다면 염증 노화가 시작되고 있다는 신호일 수 있다.

==염증 노화로 인해 나타나는 신체 변화를 방치하면 근육량이 감소하고 보행 속도가 저하된다.== 피로와 활동량 저하를 겪는 '전노쇠' 단계를 거쳐 결국 '노쇠'에 이르게 된다. 마치 계단을 하나씩 내려가는 것처럼, 세포 내 미세한 변화가 누적되면서 가벼운 증상에서 질병의 전단계를 거쳐 결국 질환으로 이어지는 것이다.

노쇠 단계에 접어들면 인생은 중대한 변곡점을 맞이한다. 이 시점을 넘어서면 스스로 할 수 있는 일이 점점 줄어들고, 병원을 찾는 횟수가 급격히 늘어나며, 삶의 질 역시 현저히 저하된다. 이러한 노쇠라는 중요한 변곡점을 피하기 위해서는 염증 노화의 위험성을 인지하고 꾸준한 관리와 예방에 노력을 기울이는 것이 필수다.

당뇨병과 노쇠 관리, 염증 완화부터 시작한다

노쇠는 염증 노화와 밀접한 관련이 있는 만큼 치료와 관리 역시 염증을 완화하는 데 집중해야 한다. 나 역시 진료를 하며 염증을 제대로 관리하면 나이가 들어도 체력과 활력을 되찾을 수 있다는 사실을 여러 차례 확인한 바 있다. 그중 한가지 사례를 소개한다.

60대 초반 남성 환자가 있었다. 그는 평생 운동을 해왔지만, 헬스장에서 중량 운동을 할 때마다 늘 한계점에 부딪혔다고 했다. 30~40년 동안 헬스를 하면서도 바벨 70kg을 한 번도 들어올리지 못했다.

그런데 면역조절 치료를 병행하면서 몸 상태가 달라지기 시작했다. 체력이 확실히 좋아졌고, 운동할 때도 힘이 붙었다. 그리고 마침내 그가 평생 넘지 못했던 한계를 돌파했다. 바벨 70kg을 들어올린 것이다. 그를 보며 염증을 제대로 관리하면 건강을 유지하는 것을 넘어, 나이가 들어도 신체 능력을 더 끌어올릴 수 있다는 것을 확인했다. 60대에도 몸이 강해질 수 있다니 이보다 더 명확한 증거가 있을까. 염증 완화야말로 노화와 노쇠, 더 나아가 노년기 건강을 좌우하는 결정적인 요인이다.

노쇠를 예방하고 개선하는 가장 효과적인 방법은 꾸준한 운동이다. 운동은 2가지 측면에서 노쇠 예방에 도움을 준다. 첫째, 운동을 하면 근육에서 분비되는 생리활성 단백질인 마이오카인^{myokine}이 분비되어 염증을 완화할 수 있다. 둘째, 운동을 통해 근육량을 늘리면 근감소증과 노쇠를 효과적으로 예방·관리할 수 있다. 특히 40대까지는 근육량이 비교적 잘 유지되지만, 이후 염증 노화가 진행되면서 점차 감소할 수 있기 때문에 운동의 중요성은 나이가 들수록 더욱 커진다. 여기에 식습관 관리까지 병행한다면 더욱 효과적이다. 운동과 영양 관리만 잘해도 노쇠를 효과적으로 예방할 수 있다.

운동, 식습관 관리는 빨리 시작할수록 좋다. 2019년 아시아 근감소증 진단 및 치료 가이드라인에는 '가능성 있는 근감소증^{possible sarcopenia}' 개념이 도입되었는데, 이는 근육량이 아직 감소하지 않았더라도 근력이나 신체 기능이 떨어질 경우 조기 개입이 필요하다는 점을 강조한 것이다. 이와 함께 가이드라인은 근감소증 예방과 개선의 핵심 전략으로 웨이트 트레이닝, 스쿼트, 푸시업, 밴드 운동 등 저항성 근력운동과 충분한 단백질 섭취를 제시하고 있다. 아울러 노쇠는 다약제 복용, 신진대사 저하, 우울증, 빈혈, 갑상선 기능 저하증, 비타민 B12 결핍 등을 동반할 수 있으므로 이들 요소를 관리하는 것도 중요하다. 구체적인 방법은 5장에서 소개하겠다.

만성질환도 철저히 관리해야 한다. 만성질환은 노쇠 발생 및 악화에 영향을 줄 수 있다. 특히 당뇨병은 노쇠와 깊이 맞닿아 있다. 연구에 따르면 당뇨병과 인슐린 저항성은 노쇠를 유발하고 악화시키는 주요 위험 요인으로, 노쇠를 예측하는 지표로도 활용될 수 있다. 나이가 들수록 우리 몸은 포도당을 처리하는 능력이 점점 떨어지는데, 이는 췌장 베타세포 기능 저하, 인슐린 저항성 증가, 근육량 감소, 신체활동 부족 등이 복합적으로 작용한 결과다. 그리고 이러한 변화는 이미 대사 기능이 저하된 사람들에게서 더 뚜렷하게 나타난다. 당뇨병과 인슐린 저항성은 혈당 문제를 일으킬 뿐 아니라 노쇠를 앞당기는 주요 원인으로 작용하므로 적극적으로 관리해야 한다.

노쇠의 치료법은 아직 명확히 확립되지 않았다. 다만, 현재 연구 중인 치료법이 대부분 염증 완화에 초점을 맞추고 있다는 점이 주목할 만하다. 염증 조절 치료와 일부 항염증 약물인 NSAIDs(비스테로이드성 소염진통제), IL-6 항체, 메트포민 등은 노쇠의 진행을 늦추거나 관련 증상을 완화하는 데 도움이 될 가능성이 있다. 다만, 이러한 약물들은 노쇠의 1차 치료제로 권장되는 것은 아니며, 개별 환자의 상태에 따라 신중하게 적용될 필요가 있다.

2장

'미토'가 망가지면
노화가 시작된다

INFLAMMAGING

철분이 많을수록
병에 잘 걸린다고?

이제 노화와 염증의 관계를 본격적으로 들여다볼 차례다. 왜 염증이 노화를 촉진하는 걸까?

   손에 상처가 나거나 못에 찔렸을 때 손상 부위가 곧바로 빨갛게 부어오르면서 열이 난다. 이는 손상에 대한 초기 반응인 염증 반응이다. 염증은 체내외에서 발생한 손상이나 자극에 신체가 반응한 결과다. 세균, 바이러스 등의 침입자가 발생하면 우리 몸은 백혈구와 다양한 면역세포를 동원하여 이러한 유해물질과 싸운다. 염증 반응은 손상된 조직의 회복을 촉진하는 역할도 한다. 염증은 우리 몸의 자연적인 방어 시스템이며, 우리 몸을 보호하고 건강을 유지하기 위한 필수적인 생리 과정이다.

사실 염증은 생명과 함께 시작되었다. 더 정확히 말하면 염증은 생명현상과 궤를 같이한다. 염증炎症의 '염炎'은 '불꽃 염' 자이며, 영어 단어 'inflammation'은 라틴어 in(안에)과 flammare(불타다)에서 유래했다. 동서양 모두 염증의 주요 증상인 발열과 피부의 붉어짐을 상징적으로 표현한 것이다.

염증 문제는 불이 제 역할을 다한 뒤 꺼지지 않고, 엉뚱한 곳으로 번질 때 시작된다. 본디 염증은 우리 몸을 지킨 후 저절로 사라져야 한다. 그러나 염증 유발의 원인이 해소되지 않거나 반복적으로 자극에 노출되면 염증이 사라지지 않고 우리 몸에 만성적으로 자리를 잡아버린다. 몸 전체에 작은 불길이 지속되는 것처럼 말이다. 급성 염증에서 만성 염증으로 변하는 때가 바로 질환의 시작점이다. 이때부터 우리 몸은 조용히, 끊임없이 손상되기 시작한다.

만성 염증은 병원균이나 부상이 없는 상태에서도 낮은 수준의 염증이 지속적으로 유지되는 것을 의미한다. 이 상태가 지속되면 면역체계가 무너지고, 조직의 재생과 치유를 방해해 질환의 발생 위험을 높인다. 본래 우리를 지켜야 할 방어 수단이었던 칼날이 우리 쪽으로 향하는 것이다. 하지만 칼날은 우리 몸을 한 번에 꿰뚫지 않는다. 급성 염증은 부기와 통증이 나타나 쉽게 인지할 수 있는 반면 만성 염증은 우리가 인지할 수 있을 정도의 뚜렷한 증상이 없다. 만성 염증은 천천히, 조금씩 그러나 지속적으로 몸을 망가뜨린다. 무서운 점은 무증상 뒤에 숨어 노화를 가속한다는 점이다. 만성 염증은 숨죽인 채 피를 타고 온

몸을 돌아다니면서 해로운 유전자를 깨우고, 세포의 노화와 변형을 일으킨다. 만성 염증이 노화를 가속화하는, 일명 염증 노화가 시작되는 과정이다.

염증 노화가 시작되면 원인을 알 수 없는 미묘한 증상들이 나타난다. 우울하고 피로하며 짜증이 자주 나는 것이 대표적이다. 또 불안감이 치밀기도 한다. 또한 피로감, 근육 약화, 관절 통증과 뻣뻣함, 인지 기능 저하, 감염 위험 증가, 피부 변화, 체중 및 복부 지방 증가 등과 같은 증상을 동반한다. 이러한 증상은 사람마다 다르게 나타난다.

어떤 이는 가벼운 피로감만 느끼는 반면, 어떤 이는 일상생활에 지장을 받을 정도로 심한 불편을 겪을 수도 있다. 만약 이러한 증상이 지속된다면 생활습관을 개선해야 한다. 식단을 조절하고, 규칙적으로 몸을 움직이며, 스트레스를 효과적으로 관리하는 것이 증상을 완화하는 데 도움이 된다.

만성 염증은 나무처럼 우리 몸속 깊숙이 뿌리내리고 점점 그 영향력을 키워간다. 우리가 미처 눈치채지 못하는 사이, 만성 염증은 건강의 근간을 서서히 침식해나간다. 그리고 시간이 지나면 나무가 땅을 뚫고 나오듯 질환의 모습으로 우리에게 그 존재를 드러낸다.

Tip. 내 몸속 염증, 얼마나 쌓였을까?

ME/CFS와 염증 노화의 공통점을 고려할 때, 지속적인 피로, 집중력 저하, 근육통 등의 증상이 동반된다면 이는 염증 노화가 진행되고 있다는 신호일 수 있다. 다음은 CDC에서 제시한 체크리스트를 참고하여 변형한 내용이다. 해당되는 항목에 체크한 후 각 항목에 정해진 값을 더하면 염증 노화 지수를 알 수 있다.

☐ 쉬어도 쉽게 피로가 가시지 않는다. (10점)
☐ 아침에 일어나면 회사 가기 싫어진다. (10점)
☐ 눈이 뻑뻑하고, 따갑고, 침침하다. (9점)
☐ 뒷목과 어깨가 자주 뻣뻣하게 굳는다. (9점)
☐ 전신의 근육이 몸살처럼 아프면서 무겁다. (8점)
☐ 머리가 멍해서 집중이 안 된다. (8점)
☐ 머리가 자주 지끈거리거나 아프다. (7점)
☐ 사소한 일에도 예민하게 반응하게 된다. (7점)
☐ 몸에 기운이 없고 쉽게 축 처진다. (7점)
☐ 이유 없이 기분이 가라앉는 날이 잦다. (7점)
☐ 숙면을 취하기 어렵고 자주 깨는 편이다. (6점)
☐ 속이 울렁거리거나 어지러운 증상이 있다. (5점)
☐ 목이 자주 칼칼하거나 이물감이 느껴진다. (5점)
☐ 몸에 열이 나거나 으슬으슬한 느낌이 자주 든다. (5점)
☐ 자는 동안 식은땀이 잘 나는 편이다. (5점)
☐ 얼굴이 달아오르며 붉어지는 일이 있다. (5점)
☐ 생리통이 전보다 심해진 느낌이다. (4점)

☐ 배변 상태가 일정하지 않고 자주 바뀐다. (4점)
☐ 손가락 마디가 부어오르는 경우가 있다. (4점)
☐ 입안이 마르고 텁텁하다. (4점)

- 0~30점: 건강한 상태이며, 피로 회복력이 충분하다.
- 31~50점: 가벼운 염증 피로 상태로 생활습관 개선이 필요하다.
- 51~80점: 만성 염증 피로가 의심되며 적극적인 관리가 필요하다.
- 81점 이상: 심각한 염증 피로 상태로 전문가 상담 및 치료가 필요하다.

현대인의 질병, 죄다 염증 노화로 설명된다고?

앞서 우리는 노화로 인한 신체 변화가 대사 및 심혈관의 변화, 근골격계, 뇌와 인지능의 저하, 이 3가지 축을 중심으로 나타난다는 사실을 살펴보았다. 이 3M의 변화에는 공통된 기제가 존재한다. 바로 염증이다. 나이가 들수록 이 3가지 축은 서로 맞물리며 무너지기 시작하는데, 이 과정을 가속화하여 결국 우리를 질병 상태로 내모는 것이 염증 노화다. 즉, 노화와 관련된 대부분의 질환은 염증에 의해 촉발된 결과로 볼 수 있다.

1. 대사와 심혈관의 변화

노화가 진행되면서 인슐린 저항성은 높아지고 지방은 더 쉽게 축적된다. 이는 대사 기능 저하로 이어진다. 그리고 이 과정의 중심에는 미토의 기능 저하가 자리한다. 세포 속 에너지원인 미토가 노화로 인해 제 역할을 다하지 못하면 활성산소 ROS가 증가한다. 산화 스트레스로 체내 염증이 발생하면 심혈관계가 손상된다. 이러한 상태가 지속되면 당뇨병, 고지혈증, 심혈관질환 같은 만성질환들이 하나씩 모습을 드러낸다. 겉으로는 단순한 대사 변화처럼 보이지만, 그 이면에는 염증이라는 보이지 않는 불이 타오르고 있다.

2. 근골격계의 변화

근육량이 줄고 골밀도가 낮아지는 것은 노화 과정에서 나타나는 자연스러운 변화지만, 이는 염증에 의해 훨씬 빠르게 진행된다. 이러한 염증 노화를 막지 못하면 근감소증과 노쇠로 이어지는데, 이 경우 낙상 위험이 커지고 일상적인 활동조차 어려워질 수 있다. 관절 부위의 염증이 만성적으로 이어지면 관절의 기능도 점점 약화된다. 이는 퇴행성관절염이나 만성 통증으로 이어지기 쉽다. 이러한 변화로 인해 신체 활동량이 줄어들면 질환이 악화되는 악순환으로 이어질 가능성까지 높아진다. 즉, 염증 노화를 방치하면 단순한 신체 변화가 아닌 삶의 질 전반을 위협하는 요인이 될 수 있다.

3. 인지 능력과 뇌기능 저하

　나이가 들수록 뇌와 인지 기능의 저하 또한 자연스러운 현상처럼 받아들여지지만, 이 역시 염증과 무관하지 않다. 기억력이 떨어지고, 집중이 어려워지고, 판단력이 느려지는 변화들은 염증 노화가 진행됨에 따라 기억력, 주의력, 정보 처리 속도가 점차 감소하는 탓이다. 이는 뇌 구조와 기능의 변화, 특히 해마와 같은 기억을 관장하는 뇌 영역의 위축이 주된 원인이다. 이러한 변화는 자연스러운 과정이지만, 심화할 경우 치매나 알츠하이머병과 같은 신경퇴행성질환의 위험까지 높아질 수 있다.

　노화의 3가지 축은 서로 얽히고설켜 우리를 노화와 질병으로 이끌고, 이윽고 생의 종착역에 도달하게 만든다. 이 여정의 속도를 조절하는 핵심 요소가 바로 염증이다. 만약 40대에 접어든 후 이유 없이 피곤하고, 몸이 무거우며, 여기저기 불편함이 느껴진다면 단순한 노화가 아닌 '염증 노화'가 이미 시작되었을 가능성이 크다.

우울증 환자는
체내 염증 수치가 높다

현대인을 죽음에 이르게 하는 대부분의 질환은 염증 노화로 설명된다. 2023년 통계청의 국내 사망 원인 통계를 살펴보면, 5위 고의적 자해(자

순위	사망 원인	사망자 수(명)
1	악성신생물(암)	85,271
2	심장질환	33,147
3	폐렴	29,422
4	뇌혈관질환	24,194
5	고의적 자해(자살)	13,978
6	알츠하이머병	11,109
7	당뇨병	11,058
8	고혈압성 질환	7,988
9	패혈증	7,809
10	코로나19	7,442

[표3] 2023년 사망 원인 통계 결과

살)와 10위 코로나19를 제외한 모든 질환이 3M과 직접적으로 관련되어 있다. 그렇다면 자살과 코로나19는 염증과 관련이 없을까? 아니다. 염증과 떼려야 뗄 수 없는 긴밀한 관계를 맺고 있다.

먼저 고의적 자해(자살)와 염증 사이의 연관관계가 잘 그려지지 않는 이들이 많을 것이다. 하지만 둘 사이에 우울증을 놓고 보면 관계는 명확해진다. 우울증은 면역 반응, 대사 과정, 신경전달물질의 변화와도 긴밀하게 연결된 복합적인 질환이다. 특히 나이 들면서 체내 염증 수치가 점점 높아지는 염증 노화 현상은 세로토닌 시스템을 교란시켜 우울증의 주요 원인이 될 수 있다.

흔히 행복 호르몬으로 불리는 세로토닌은 기분뿐만 아니라 수면, 식욕, 면역 반응, 장 건강에까지 영향을 미친다. 이 세로토닌은 염증이 심할수록 생성이 억제된다. 염증성 사이토카인이 증가하면 뇌는 제대로 작동하지 않고, 신경세포 간의 소통에 문제가 생긴다. 이는 단순히 기분이 저하되는 문제를 넘어 지속적인 우울 증상과 동반되는 인지 저하, 피로, 무기력감을 초래할 수 있다.

연구에 따르면 **자살자의 60%가 우울증을 앓고 있었으며, 우울증 환자는 체내 염증 수치가 높은 경향을 보인다.** 또 다른 연구에서는 염증이 뇌에서 세로토닌을 억제하여 우울증을 유발하거나 악화할 수 있다는 사실이 밝혀졌다. 그래서 우울증 환자에게는 세로토닌을 높이는 약, 선택적 세로토닌 재흡수 억제제SSRI가 자주 처방된다. 이는 염증이 우울증을 통해 간접적으로 자살 위험을 증가시킬 수 있음을 보여준다.

코로나19와 염증의 관계는 앞서 언급한 바 있다. 코로나19 팬데믹 당시, 같은 바이러스에 감염되었음에도 사람마다 증상의 정도는 극명하게 달랐다. 어떤 사람은 '칼날이 목을 긁는 것 같다'며 극심한 통증을 호소한 반면, 어떤 사람은 '감기보다 안 아팠다'고 평가하기도 했다. 또 한편에서는 코로나19로 인해 중환자실에 입원하거나 사망에 이르기도 했다.

같은 바이러스에 감염되어도 왜 누군가는 가볍게 지나가고 누군가는 생명을 위협받는 걸까? 여러 연구는 코로나19의 중증도, 입원 확률, 그리고 사망 위험이 혈액 속 한 인자에 의해 달라질 수 있다는 사실을 밝혀냈다. 연구에서 지목된 인자는 바로 '페리틴'이다. 페리틴이란 체내 철분을 감싸고 있는 단백질이다. 우리 몸속에는 나트륨, 칼륨, 칼슘, 마그네슘 등의 이온이 대부분 단독으로 존재한다. 하지만 철분만은 예외적으로 페리틴이라는 단백질에 둘러싸여 저장된다. 페리틴 수치는 철분량과 비례하여 우리 몸에 저장된 철분의 양을 확인하는 지표가 된다.

〈임상검사 분석학 저널Journal of Clinical Laboratory Analysis〉에 발표된 메타 분석에서는 사이토카인 폭풍(사이토카인이 과잉 분비되어, 지속적이고 통제되지 않는 전신 염증 반응을 일으키는 현상)으로 인한 페리틴 수치 증가가 코로나19 중증도와 관련이 있다는 사실을 확인했다. 또 다른 연구에서는 혈청 페리틴이 중환자실 환자의 임상 결과를 예측하는 강력한 지표이며, 입원 중 페리틴 수치가 코로나19 후유증(브레인 포그 등)과 양의 상관관계를 보인다고 밝혔다.

일반적으로 우리는 철분이 많을수록 좋다고 생각하지만, 모든 것이 그렇듯 철분 역시 과유불급이다. 과도하면 오히려 염증을 촉진하는 요인으로 작용한다. 특히 코로나19 중증 환자에게 페리틴 수치 증가는 단순한 염증 반응의 결과가 아니라, 철 대사의 이상과 밀접한 관련이 있다. 염증이 심할수록 자유 철(Fe^{2+})이 증가할 가능성이 높아지는데, 이는 체내에서 '펜톤 반응fenton reaction'을 활성화한다. 펜톤 반응이 활성화되면 강력한 활성산소인 하이드록실 라디칼·OH이 생성되는데, 이는 세포를 손상시키고 산화 스트레스를 증가시켜 염증을 더욱 심화시킨다. 이 과정이 코로나19 중증도를 결정하는 핵심 요인 중 하나일 가능성이 높다.

철분 수치는 장수와 건강에도 영향을 미친다. 미국 생물학자 데니스 맹건^{Dennis Mangan}은 저서 《Dumping Iron(철분을 버려라)》에서 "여성이 남성보다 오래 사는 이유 중 하나는 생리를 하기 때문이다."라고 말했다. 생리를 통해 주기적으로 혈액을 배출하며 철분 과잉을 막을 수 있기 때문이다. 실제로 45세 성인을 기준으로 철분량을 비교하면 남성은 여성보다 약 4배 많다. 이에 비례하여 심근경색 발생률도 남성이 4배 높다. 그뿐 아니라 남성은 여성보다 암, 심장질환, 파킨슨병, 알츠하이머병과 같은 신경퇴행성질환 발병률도 높다. 모두 철분과 연관되어 있고 알려진 질환들이다. 물론 폐경 이후 여성도 철분 수치가 상승하면서 심장병과 암 발병률이 증가한다.

다시 코로나19 이야기로 돌아가보자. 페리틴 수치가 높다는 것은 체내 염증 수치가 증가한 상태를 의미하는데, 이는 코로나19 증상을 악화시키고 입원 및 사망 위험을 높일 수 있다. 즉, 코로나19의 중증도는 '염증'과 긴밀하게 연결되어 있다. 또한 정부가 코로나19 고위험군으로 지정한 당뇨병, 고혈압, 심혈관질환 등은 모두 염증과 관련된 질환이다. 염증과 코로나19 사이에는 이처럼 서로 끈끈한 연관성이 있다.

Tip. 연구로 살펴보는 염증의 무서움

만성 염증은 면역 기능을 손상시켜 감염 및 종양 발생 위험을 높이고, 백신의 효과를 저하시켜 접종 후에도 질병에 걸릴 가능성을 증가시킨다. 임신 중이나 어려서부터 만성 염증에 노출된 아이들은 발달 문제를 겪을 수 있으며, 이러한 영향은 성인이 된 후까지 지속될 수 있다.[5]

1. 염증이 많으면 기억력이 떨어진다

미국 존스홉킨스 의대 연구에 따르면, 중년기에 혈액 속 염증 수치가 높은 사람들은 20년 후 뇌 부피가 5% 이상 감소하는 것으로 나타났다. 특히 기억을 담당하는 뇌 부위의 감소가 두드러졌는데, 연구진은 이러한 변화가 치매 위험을 높일 수 있다고 지적했다. 또한 염증 수치가 높은 사람들은 기억력 테스트에서도 낮은 성적을 기록했다.[6]

2. 뇌 속 염증이 우울증을 유발한다

국내 연구진은 뇌에서 발생한 염증이 우울증과 깊은 관련이 있음을 밝혀냈다. 연구 결과 염증 조절 기능이 약할수록 우울 증상이 심하게 나타났으며, 이를 통해 뇌 염증 반응 조절 인자가 우울증 발현 및 증상의 정도와 연관성이 있음이 확인되었다.[7]

3. 염증 수치가 높으면 심혈관질환 위험도 증가한다

염증 단백질인 고감도 C-반응성 단백질 hs-CRP의 혈중 수치가 상위 20%에 해당하는 여성은 하위 50%에 해당하는 여성보다 장기적으로 심혈관질환에 걸릴 위험이 70% 높은 것으로 나타났다.[8]

4. 염증을 줄이면 수명이 늘어난다

<네이처>에 발표된 연구에 따르면, 염증을 촉진하는 면역 단백질 '인터루킨-11'을 차단하면 신진대사가 활발해지고, 건강 상태가 개선되며, 실험 쥐의 수명이 25% 증가했다. 해당 연구는 노화를 막고 건강수명을 늘리는 데 염증 조절이 중요한 역할을 한다는 점을 잘 보여준다.[9]

5. 입속 염증을 방치하면 위험하다

최근 연구들은 구강 내 염증이 혈관을 타고 온몸을 순환하며 악영향을 미칠 수 있음을 보여주고 있다. 연구에 따르면 잇몸 염증 지표가 높은 경우 심혈관질환과 연관된 동맥 손상 가능성이 크며, 이는 심혈관질환 위험 증가와 직결될 수 있다.[10]

좋은 걸 더할 시간에
나쁜 걸 덜어라

염증 노화를 관리해야 한다는 말에 염증 완화에 좋은 음식이나 영양제를 먼저 떠올렸다면 다시 생각해봐야 한다. 사람들은 건강을 관리해야겠다고 결심하면 몸에 좋은 식품이나 의약품부터 찾기 시작한다. 서랍장은 영양제로 가득 찬다. 하지만 무언가를 더하는 방식만으로 만성 염증을 돌볼 수 없다. 이는 만성 염증뿐만 아니라 모든 건강 지표를 관리하는 데 그다지 효율적이지 못한 방법이다. 어디선가 좋다고 들은 것이 실상 자기 몸에는 전혀 도움이 되지 않을 가능성도 있다. 좋은 것을 찾기 전에 내 건강을 망치는 원인이 무엇인지, 특히 염증 노화가 '왜 생겼는지', '어디서부터 비롯된 것인지'를 알아야 한다. 그래야 진짜 해결책을 찾을 수 있다.

염증이 생기는 원인은 다양하다. 만성 감염은 흔한 사례다. 대기오염 물질, 유해 폐기물, 산업 화학물질, 흡연 등에 노출된 것이 원인일 수 있다. 실은 멀리 갈 것도 없다. 현대인의 일상을 되짚어보면 염증을 부르는 습관들로 점철되어 있다.

즉, 신체활동 부족, 불규칙한 식습관, 심리적 스트레스, 수면 부족에 시달린다. 만약 불규칙한 식습관과 잦은 간식 섭취로 비만한 상태라면 이로 인해 발생한 장내 미생물 불균형도 염증의 원인이 된다. 현대인은 대부분 염증을 부르는 습관을 적어도 3가지 이상은 가지고 있다고 볼 수 있다.

건강을 위협하는 5가지 만성 염증 요인

과거와 다른 환경이 우리 몸에 어떻게 만성 염증을 일으키는 걸까? 건강을 위협하는 적의 정체를 밝혀보자.

1. 신체활동 부족

산업화로 인해 삶은 편리해졌지만 움직임은 점점 줄어들고 있다. 한 연구에 따르면 전 세계인의 31%가 권장 운동량을 충족하지 못하며, 고소득 국가일수록 신체활동 부족이 두드러진다. 미국 성인의 절반이

운동을 거의 하지 않는 것으로 보고된다.[11]

운동하면 골격근에서 단백질인 사이토카인과 마이오카인을 생성하여 혈류로 방출하는데, 이는 체내 염증을 줄이는 중요한 역할을 한다. 그러나 신체활동이 줄어들면 단백질의 생성이 감소하게 되고, 그로 인해 염증 수치가 높아지면서 만성 염증이 유발된다. 활동량이 줄어들수록 내장에 지방이 축적되기 쉬운데, 내장지방은 염증 반응을 촉진해 만성 염증을 더욱 악화시키는 악순환을 초래한다. 이러한 문제는 성인이 되기 전인 어린 시절부터 시작될 수 있다.

2. 식단 변화

수십 년간 우리의 식단은 급격히 변했다. 과일과 채소, 프리바이오틱스(prebiotics, 섬유소가 풍부한 식품) 섭취는 줄어든 반면, 정제탄수화물, 알코올, 초가공식품의 소비는 급증했다. 이러한 변화는 장내 미생물 균형을 무너뜨리고, 내독소혈증(혈액 속에 세균 내독소가 존재하는 상태)과 만성 염증을 유발하는 원인이 되고 있다.

부적절한 식습관은 사망 위험을 높이는 주요 요인 중 하나다.[12] 그중에서도 가장 큰 문제로 떠오르는 것이 초가공식품이다. 초가공식품에는 당 독소와 지질 독소가 다량 포함되어 있으며, 가공 과정에서 생성된 트랜스지방과 과도한 나트륨이 체내 염증 반응을 촉진한다. 이러한 식품을 지속적으로 섭취하면 세포 대사 기능이 저하되고 만성 염증이 심화되면서 결국 염증 노화를 가속화한다.

3. 미생물 불균형

우리 몸속에는 수조 개의 미생물이 존재하며, 대부분은 장(특히 대장)에 집중되어 있다. 장내 미생물의 구성은 면역과 전신 건강에까지 깊은 영향을 미친다. 이 균형이 무너지면 면역력 저하 등 다양한 건강 문제가 발생한다. 가장 주목해야 할 문제는 만성 염증이다. 최근 연구들은 장내 미생물 불균형이 만성 염증과 밀접한 연관이 있음을 밝혀냈다. 특히 노인의 경우 더더욱 장내 미생물 변화가 염증 발생에 영향을 미친다는 연구 결과도 보고되고 있다.[13]

장내 미생물 불균형은 비만, 항생제 사용, 스트레스, 수면 부족, 과도한 음주, 환경오염, 유전적 요인 등 다양한 원인에 의해 발생할 수 있다. 이 중에서 부적절한 식습관과 비만이 가장 큰 영향을 미치는 것으로 알려졌다.

특히 비만은 장벽의 투과성을 높이고 내독소혈증을 촉진할 수 있다. 내독소혈증이 발생하면 면역세포의 특정 수용체가 활성화되면서 염증 반응을 일으키고, 그 결과 인슐린 저항성과 같은 염증성 대사 장애를 초래할 수 있다. 이는 만성질환의 위험을 높이며, 전반적인 건강을 악화시키는 악순환을 만든다.

4. 화학물질 노출

지난 200년 동안 도시화가 빠르게 진행되면서 사람들은 대기오염, 화학물질, 산업 폐기물 등 다양한 환경 유해 물질에 노출되었다. 매년 약 2,000개의 새로운 화학물질이 음식, 약품, 청소용품 등 일상생활 제품에 추가되었다. 이러한 환경에의 노출은 건강 문제를 악화시키는 주요 원인으로 지목된다.

이에 따라 최근 화학물질이 질병 발생에 미치는 영향을 규명하려는 연구가 활발히 진행되고 있다. 예를 들어 미국의 정부 기관들이 공동으로 진행하는 독성 예측 연구 프로젝트인 톡스^{Tox}21에서 9,000개 이상의 화학물질을 분석한 결과, 일부 물질이 염증 반응을 유도해 다양한 질병을 유발할 수 있다는 사실이 밝혀졌다. 연구에 따르면 이들 물질은 호르몬 의존성 암, 당뇨병, 심혈관질환, 자가면역질환, 알레르기 반응 등과 같은 염증 기반의 만성질환 발병 위험을 높일 수 있다.

더불어 흡연 역시 염증을 유발하는 대표적인 요인으로 꼽힌다. 흡연은 체내 활성산소를 증가시키고 세포 손상을 일으키며 만성 염증을 촉진한다.

5. 인공조명 노출

현대 사회에서는 인공조명의 사용이 일상화되면서 밤에도 강한 빛에 노출되는 일이 흔해졌다. 이러한 환경 변화는 생체리듬을 교란하고 건강에 부정적인 영향을 끼친다. 특히 야간에 블루라이트(가시광선 중 에너지가 높은 푸른빛으로 태양과 디지털 기기에서 방출됨)는 생체시계를 교란하고 멜라토닌 분비를 억제하면서 염증 반응을 촉진한다. 연구에 따르면 야간에 근무하는 사람들은 대사 증후군, 비만, 제2형 당뇨병, 심혈관질환 등의 위험이 증가한다.[14] 수면 부족과 생체리듬의 불균형이 염증을 유발하고 장기적으로 건강을 악화시킨다고 해석할 수 있다.

이는 인류가 수천 년간 적응해온 환경과 근본적으로 다른 모습이다. 과거 인류는 생존을 위해 끊임없이 움직여야 했다. 사냥과 채집으로 운동량이 부족할 틈이 없었다. 주로 생식生食하거나 최소로 가공된 식품으로 음식을 섭취했다. 모든 환경이 친환경이었으니 환경오염 물질에 노출될 위험도 적었다. 또한 조명이 없었기에 규칙적인 일주기 리듬을 유지하며 항상 같은 시간에 자고 깨는 생활을 했다.

그러나 기술의 발전과 산업화가 진행되면서 모든 생활습관이 변화했다. 조명의 발명은 인류의 일주기 리듬을 바꿔놓았고 식탁은 과일이나 채소 대신 통조림 식품, 시리얼 등 각종 초가공식품으로 채워졌다. 직접 사냥이나 채집을 하지 않으니 운동량도 현저히 줄어들었다. 게다가 환경오염 물질은 현대인의 동반자라고 해도 과언이 아닐 정도로 일상에 깊숙이 파고들었다. 이런 변화들이 현대인의 몸속에 염증을 유발하고 있다.

기술의 발달과 산업화는 영유아 사망률을 크게 줄이고 평균 기대수명을 늘렸지만, 동시에 진화적 불일치evolutionary mismatch라는 문제를 초래했다. 다시 말해 인간의 생물학적 특성이 과거 환경에 적응해 진화했지만, 현대의 생활환경이 급격히 변해서 그 특성과 맞지 않게 된 상태를 말한다. 본래 인간은 먹을거리가 부족한 환경에서 살아남기 위해 지방을 저장하는 방향으로 진화했다. 그러나 현대인들은 과거보다 공복 시간이 짧고, 삼시 세끼를 규칙적으로 챙겨 먹으며, 심지어 간식까지 먹는다. 전문가들은 이러한 영양 과잉 상태가 인류의 오랜 진화 과정과 상충되며, 만성 염증의 주요 원인 중 하나일 수 있다고 지적한다.

Tip. 건강한 선택이란 무엇일까?

미세먼지가 심한 날에도 공원이나 강변에서 운동하는 사람들이 있다. 과연 이들은 건강을 위해 올바른 행동을 하고 있는 걸까? 오염된 공기를 마시면서 운동하면 건강에 도움이 될까?

운동은 건강을 위한 필수 요소다. 하지만 미세먼지가 짙은 날에는 운동이 반드시 이롭다고 할 수는 없다. 오염된 공기에 반복적으로 노출되면 체내 염증이 증가하고, 심장과 폐 건강을 해칠 수 있다. 그렇다고 실내에만 머무는 것이 반드시 더 낫다고 단정할 수도 없다.

인도의 요가 수행자들을 떠올려보자. 도심 한복판, 매캐한 공기로 가득한 공간에서도 그들은 요가 매트를 펴고 깊은 숨을 들이쉬며 명상에 집중한다. 오염된 공기가 폐 건강에는 해로울 수 있지만, 그들이 얻는 마음의 안정은 또 다른 방식의 건강이라 할 수 있다. 단맛을 즐기는 것도 마찬가지다. 과도한 설탕 섭취는 분명 해롭지만, 자연의 소소한 단맛이 주는 정서적 위안은 어떤 사람에게는 삶의 균형을 지켜주는 중요한 요소가 된다.

그렇다면 건강한 삶을 위한 정답은 무엇일까? 아마도 그 답은 '절대적인 정답은 없다'일 것이다. 우리는 모든 환경을 완벽하게 통제할 수도, 언제나 이상적인 조건에서 건강한 선택만을 할 수도 없다. 결국 중요한 것은 해로움과 유익함 사이에서 자신만의 균형점을 찾아가는 일이다.

실제로 큰 발전을 이룬 서구권과 전통적인 방식을 유지하고 있는 비서구권을 비교하면, 만성 염증과 관련된 질병의 발병률에서 큰 차이를 보인다. 서구의 생활 방식을 가진 국가에서는 만성 염증 관련 질병이 극적으로 증가하는 반면, 비서구권은 그 비율이 상대적으로 낮은 수준을 유지한다. 최근 8~82세의 건강한 쌍둥이 210명을 대상으로 한 연구에서는 생활 방식이 만성 염증 발생에 중요한 역할을 한다는 추가 증거가 발견되기도 했다.[15]

따라서 염증 노화를 막기 위해서는 무엇을 더할지가 아니라, 만성 염증 요인에서 무엇을 뺄지를 먼저 고민해야 한다. 염증을 유발하는 습관을 개선하지 않고 염증 완화에 좋은 음식과 영양제만 챙겨 먹는 것은 근본적인 해결책이 될 수 없다.

보이지 않는 힘이
우리를 지배한다

 현대인의 생활습관과 환경이 만성 염증을 일으킨다는 사실을 확인했다. 그렇다면 이 조용한 적, 염증은 과연 어디서 시작될까? 염증의 시작점인 동시에 염증 노화를 막는 열쇠를 쥐고 있는 주인공이다. 세포 속에 무수히 존재하는 발전소, 미토다.

 미토는 단순한 세포 기관이 아니다. 수십억 년 전 미토가 세포 속으로 들어와 공생을 시작하면서 다세포 생물이 진화할 수 있었다. 그 덕분에 인간을 비롯한 다양한 생명이 존재하게 되었다. 미토는 지금도 세포 속에서 끊임없이 에너지를 만들며 우리의 생명과 건강을 지탱한다. 미토의 중요성은 우리가 상상하는 것 이상이다. 만약 미토가 없었다면 우리는 여전히 단세포 생물인 세균 상태에 머물러 있었을 것이다. 모든 생물이 지금의 모습으로 진화할 수 있었던 계기의 중심에는 바로 미토가 있었다.

 미토는 지구에서 무생물이 생명으로 진화한 과정, 그리고 우리가 지금의 모습을 갖게 된 이유를 설명하는 중요한 단서다. 미토가 없던 아주 오래전 원시 세포들은 에너지를 만드는 방식이 매우 단순했다. 포도당 한 분자를 분해해 겨우 ATP를 2개 얻는 수준이었다. 이 과정을 '해당과정(glycolysis, 포도당을 에너지원으로 분해하는 세포 호흡의 첫 단계)'이라고 하는데, 산소도 필요 없고, 세포질에서 간단히 일어나는 반응이다. 하지만 세포가 미토를 받아들이면서 게임이 완전히 달라졌다. 미토의 '전자전달계'라는 정교한 시스템을 이용하게 되면서 포도당 하나로 무려 ATP를 36~38개 만들 수 있게 된 것이다. 에너지 생산량이 단번에 20배 가까이 늘어난 셈이다. 이 혁신적인 변화 덕분에 생명체는 훨씬 더 복잡하고 정교한 존재로 진화할 수 있었다. 미토는 단세포 생물이 다세포 생물로 발전하는 데 결정적인 역할을 했고, 지금의 모든 동식물이 존재할 수 있게 했다. 미토야말로 '진화의 숨은 지배자'라 불릴 만하다.

나는 나일까, 미토일까?
생명에 대한 근본적인 질문

눈에 보이지도 않는 미토라는 존재가 어떻게 현재의 우리를 만들었을까? 이에 대해 유니버시티칼리지 런던UCL 유전·진화·환경학과의 진화생화학자인 닉 레인Nick Lane은 저서 《미토콘드리아》(원제는 《에너지, 섹스, 자살》이다)에서 "우연한 사건이며, 지구에서 단 한 번 일어났던 아주 특별한 일"이라고 표현한다. 생명의 진화는 극적인 우연에서 시작됐다.

수십억 년 전, 미토는 지금과 달리 독립적으로 살아가던 박테리아였다. 세포 소기관이 없는 단세포 생물에 불과했던 이 작은 생명체는 어느 날 더 큰 진핵생물에게 잡아먹힌 후, 세포 내부에서 '공생'하기 시작했다. 자연계는 공생 관계로 가득 차 있다. 식물은 동물, 곤충과의 공생을 통해 수정하며, 말미잘과 흰동가리, 코뿔소와 할미새 등 다양한 생물들이 서로를 돕는 공생 관계를 형성하고 있다. 모든 생물은 공생이라는 거대한 그물망에서 서로를 의존하며 살아가는 것이다. 인간 역시 예외 없이 미토와 공생하며 살아왔다.

미토는 수십억 년 동안 스스로 생존할 수 있는 능력 대신 에너지를 생성하는 역할에 집중하며 그에 필요한 유전자만을 남겼다. 이 공생은 우리 세포에 큰 변화를 가져왔다. 미토가 역할해준 덕분에 세포는 더욱 조직화되고 효율적인 기능을 수행할 수 있게 되었다. 이러한 미토는 인간을 포함한 모든 생명체에 있다. 나무에도, 나뭇잎에 숨어든 송충이에게도, 그리고 송충이를 호시탐탐 노리는 참새에도 있다. 미토는 모든 생명체 안에서 에너지를 생성하고 생명을 조절한다.

'기氣'라는 개념을 접한 적이 있을 것이다. '기'는 동양 철학에서 자연과 생명을 설명하는 중요한 개념으로, 생명력과 에너지를 상징하고, 건강과 활력의 근원으로 여겨진다. 미토가 손상되면 세포는 충분한 에너지를 생산하지 못하고 신체 전반의 활력이 저하된다. '기가 허해졌다'고 표현할 정도로 은근한 증상부터 생명을 위협하는 다양한 증상이 발현한다.

송광사에서 템플 스테이를 하던 때에 당시 주지 스님께서 "나무를 포함한 저기 보이는 사물 모두에는 기가 있단다."라고 말씀하셨다. 그때는 그 의미를 잘 이해하지 못했지만, 의사로서 생명의 신비를 탐구한 후 그 의미를 깨닫게 되었다. 스님이 말씀하신 기가 실은 미토를 의미하는 것은 아니었을까?

인간은 미토의 지배 아래 놓여 있다고 해도 과언이 아니다. 미국의 생물학자 루이스 토마스 Lewis Thomas는 저서 《The Lives of a Cell(세포의 삶)》에서 미토에 대해 이렇게 표현했다.

"나는 새로운 지식을 접하면서 충격을 받은 적이 없었다. 놀랍거나 경이로울 때는 있었지만, 당황스럽거나 불안했던 적은 없었다. 그런데 미토콘드리아를 알게 된 후, 처음으로 혼란스러움을 느꼈다. 나는 이 작은 소기관을 단순한 에너지 공장으로, 내가 조종할 수 있는 존재로 배웠다. 그러나 사실은 그들이 세상을 운영하고 있었다. 미토는 내 몸의 상당 부분을 차지하고 있으며, 그 양은 내 몸 전체 건조 중량의 절반에 이를 수도 있다. 결국 나는 호흡하는 세균 집단에 불과한 것일지도 모른다.

이런 관점에서 보면 나는 거대한, 운동하는, 호흡하는 미생물 군집이다. 나는 그들의 생존을 위해 복잡한 신경계를 운영하며 지금 이 순간에도 타자기를 두드리고 있다. 결국 나는 미토의 하수인인 것일까? 내 정체성은 무엇인가? 인간의 존엄성이란 과연 어디에서 비롯되는 것인가?"[16]

루이스 토마스는 미토를 이해한 후 자신의 몸이 미토의 껍데기에 불과한 것은 아닐까 하는 깊은 고민에 빠졌다. 타자기를 치는 행위조차 자신의 의지라기보다는 미토에 의해 조종된다고 느낀 것이다. 인간이 글을 쓰고 음악을 듣고 생각하는 행위까지 모두 미토의 지배 아래 이루어지고 있다니 충격적이면서도 신비로운 이야기다. 그는 또 다른 글에서 이렇게 말한다.

"그들은 내 세포 속에서 움직이고, 내 몸을 위해 호흡하지만, 나에게는 낯선 존재들이다. 그들은 나보다 바다 갈매기, 고래, 모래언덕의 풀, 해초, 소라게와 더 가까운 관계에 있다. 나와는 별개로 보이지만, 사실 나뿐만 아니라 너도밤나무 잎, 담장 아래 사는 스컹크, 창문에 앉은 파리까지도 미토를 공유하고 있다. 이 모든 생명체는 미토를 통해 연결되어 있다."[17]

미토를 이해하는 또 다른 흥미로운 방법, 스타워즈

불후의 명작 영화 '스타워즈'는 생물학의 본질을 꿰뚫는 뛰어난 작품이다. 이 영화는 광활한 우주와 머나먼 미래를 뛰어난 상상력으로 펼쳐낸 영화로 미국, 유럽 등지에서 큰 흥행 기록을 세웠다. 서양에서는 영화의 차원을 넘어서 하나의 문화 아이콘으로 자리 잡았을 정도다.

스토리와 볼거리 모두 훌륭하지만, 이 영화의 진가는 대사에 숨겨져 있다. 특히 '스타워즈 에피소드1'에는 미토와 비슷한 신비로운 미생물인 '미디클로리언'이 등장하는데, 이와 관련된 아나킨과 콰이곤의 대화는 생명의 핵심을 꿰뚫는다.

"미디클로리언이 뭔가요?"

"미디클로리언은 모든 생명체의 세포 안에 존재하는 미세한 생명체란다."

"그럼 제 안에도 있나요?"

"그럼, 네 세포 안에도 있지. 그들은 우리와 공생 관계에 있단다."

"공생 관계요?"

"서로 이익을 주고받으며 함께 산다는 의미란다. 미디클로리언 없이는 생명이 존재할 수 없고, 우리는 포스에 대한 지식도 가질 수 없단다. 그들은 계속해서 우리에게 포스의 의지를 알려주지. 마음을 안정시키는 방법을 배운다면 그들이 우리에게 하는 말을 들을 수 있을 거야."

영화 속 미디클로리언은 모든 생명체의 세포 내에 존재하며, 스타워즈 은하의 에너지 흐름인 '포스'와 연결되어 생명의 근원이 된다. 스타워즈 속 생명체는 포스 없이 살 수 없기에, 미디클로리언이 없다면 사실상 살아 있는 생명체라고 볼 수 없다.

미디클로리언은 우리 세포 속 미토를 비유한 것 같다. 미디클로리언이 없는 생명체는 없는 것처럼 미토 없는 생명체는 존재할 수 없다. 이뿐만 아니라 미디클로리언의 세세한 설정들은 모두 미토와 밀접한 연관성이 있다.

이렇게 길게 '기' 이야기와 스타워즈를 언급한 이유는 하나다. 미토는 우리가 눈으로 보고 만질 수는 없지만 몸속에 실제로 존재하는 아주 작고도 강력한 에너지의 원천이기 때문이다. 이 조용한 존재가 잘 작동하면 몸은 활력을 유지하고, 흐트러지면 각종 질병의 출발점이 된다. 미토를 이해한다는 건 결국 내 몸을 이해하는 일이고, 건강과 노화를 다루는 데 꼭 필요한 관점이다. 지금 이 순간에도 내 몸속에 셀 수 없이 많은 미토가 살아 움직이고 있다는 사실을 떠올려보자. 탈노화는 거창한 실험실의 기술이 아니라 세포 속 미토와의 관계를 회복하는 데서부터 시작된다.

그러니 미토에 대한 이해 없이 우리 몸을 이해하고 노화를 정복하는 것은 불가능하다. 미토의 비밀을 알아야 탈노화를 이룰 수 있다. 미토가 어떻게 염증을 키우고, 시간이 흐르면서 염증 노화로 이어지는지 하나씩 풀어보자.

운동장에서 벌어지는
미토 전쟁

올림픽 육상 경기, 특히 단거리 종목에서는 익숙한 장면이 반복된다. 흑인 선수가 가장 먼저 결승선을 통과하는 모습이다. 이에 대해 세계적인 유전학자 더글라스 월리스 Douglas Wallace 박사는 하계 올림픽을 '기울어진 운동장'이라고 표현했다.

그렇다면 왜 흑인 선수들이 단거리 종목에서 압도적인 성과를 내는 것일까? 농구나 미식축구 같은 스포츠에서도 뛰어난 활약을 보이는 이유는 무엇일까? 이는 유전적 요인, 근섬유의 차이, 환경적·사회적 요인 등 다양한 요소가 복합적으로 작용한 결과다. 하지만 보다 근본적인 해답을 찾으려면 '미토의 차이'부터 이해해야 한다.

열대 지방에서 진화한 흑인의 미토는 ATP 생산에 최적화되어 불필요한 열 발산을 줄이는 방향으로 발전해왔다. 빠르게 에너지를 생성하는 데 집중할 수 있도록 진화했기 때문에 다른 인종보다 순간적으로 폭발적인 힘을 발휘할 수 있다.

실제로 일부 연구에서는 서아프리카 출신 사람들의 미토가 에너지를 보다 효율적으로 대사할 가능성이 있다는 가설이 제시된 바 있다.[18] 미토가 에너지를 빠르게 생성하고, 운동 중 산화 스트레스를 효과적으로 조절할 수 있는 능력을 갖췄다는 것이다. 다만, 이러한 미토의 차이가 실제 운동 능력에 미치는 영향에 대해서는 추가 연구가 필요하다.

미토의 차이는 운동 능력뿐만 아니라 건강에도 중요한 영향을 미친다. 예를 들어 서양식 식단을 따를 경우 흑인이 대사성 질환에 걸릴 위험이 더욱 커진다는 점은 주목할 만하다. 〈미국의사협회저널 JAMA〉에 발표된 2011~2012년 미국 국민건강영양조사 NHANES 데이터에 따르면 인종별 당뇨 유병률은 백인이 11%로 가장 낮았지만, 흑인은 22%로 2배 높았다. 이 차이 역시 미토에서 비롯된 것으로 볼 수 있다. 서양식 식단은 고열량·고지방 음식이 많아 미토에 과부하를 일으키는데, 흑인의 미토가 이러한 과부하를 처리하는 데 취약하기 때문이다.

열대 지방에서 진화한 흑인의 미토는 전자전달계의 짝풀림 uncoupling 이 제한되어 있다. 쉽게 말해 흑인의 미토는 ATP를 생성하는 과정에서 불필요한 열을 배출하는 능력이 상대적으로 떨어진다.

이를 수력 발전에 비유하면 백인은 댐의 수문을 조절하여 수위를 조절할 수 있지만, 흑인은 수문이 일부 닫혀 있어 물을 원활하게 배출하지 못하는 것과 같다. 백인은 미토에 과부하가 걸릴 경우 열을 방출하는 등의 방식으로 이를 해소할 수 있지만, 흑인은 그러한 대처가 어렵다. 이로 인해 흑인은 고열량·고지방 식단을 섭취했을 때 신진대사가 원활하게 조절되지 않아 당뇨, 비만, 심혈관질환 등 대사성 질환에 더 취약할 가능성이 크다.

미토의 차이는 흑인의 운동 능력과 대사성 질환 취약성 모두에 영향을 미치는 중요한 요소다. 미토를 이해하는 것은 단순한 생물학적 지식을 넘어, 인종별 건강과 생리적 차이를 연구하는 데 중요한 열쇠다.

Tip. 짝풀림이란?

미토콘드리아 짝풀림은 전자전달계와 ATP 합성 간의 연결이 약해지거나 끊어져, 생성된 에너지가 ATP 대신 열로 방출되는 현상이다. 이는 체온을 유지하고, 과도한 전자전달계 작용을 완화해 활성산소 생성을 줄이는 데 기여하지만, 지나치면 ATP 생산이 줄어 세포 에너지 부족을 초래할 수 있다.

짝풀림의 정도는 개인과 인종에 따라 달라 추운 환경에 적응한 집단은 더 강한 짝풀림으로 체온을 유지한다. 또한 콜드 샤워 같은 저온 자극, 규칙적인 운동, 균형 잡힌 식사 등 생활습관과 환경도 짝풀림을 조절해 체온과 활성산소 균형에 도움을 준다. 짝풀림의 균형은 미토콘드리아의 기능과 세포 건강을 유지하는 핵심 요소다.

치료의 판을 바꿀
단 하나의 레버, 미토

더글라스 윌리스 박사는 생명체가 정보, 구조, 에너지 이 3가지 요소로 이루어져 있다고 강조한다. 여기서 정보는 DNA, 구조는 해부학적 요소, 에너지는 미토를 의미한다. 그러나 지금까지 우리는 주로 DNA와 해부학적 구조에만 집중해왔다. 심지어 의사나 과학자들조차 이 틀에서 벗어나지 못하는 경우가 많다. 하지만 미토야말로 생명 유지에 필수적인 요소다. 미토를 이해해야 건강과 생명의 본질을 제대로 파악할 수 있다.

미토의 양만 봐도 그 중요성을 알 수 있다. 인간의 몸속에는 약 37조 개의 세포가 있으며, 각 세포에는 100~3,000개의 미토가 존재한다. 특히 심장 근육 세포처럼 많은 에너지를 필요로 하는 세포에는 미토가 세포 부피의 거의 40%를 차지할 정도로 밀집해 있다. 무게로 따지면, 미토는 전체 세포 건조 중량의 10~15%를 차지하며, 일부 연구에서는 50%에 이를 수도 있다고 본다.[19]

만약 선천적·환경적 요인에 의해 미토의 기능이 저하되면 온몸에서 세포 에너지 부족, 활성산소 증가, 세포 사멸 조절 이상 등 노화를 촉진하는 연쇄적인 문제가 발생한다. 마치 도시에 전력 공급의 문제가 생기면 크고 작은 사고가 잇따라 발생하는 것처럼 세포의 에너지 생산이 저하되고, 이는 만성 염증과 다양한 질병으로 이어진다. 특히 미토는 세포 자살을 조절하는 중요한 역할을 하는데, 나이가 들면 세포는 더욱 쉽게 사멸하는 경향을 보인다.

여기서 노화와 세포 사멸을 결정짓는 요인은 미토에서 발생하는 자유 라디칼의 누출 정도다. 예를 들어 쥐는 자유 라디칼이 빠르게 누출되어 수명이 짧고, 노화와 관련된 질병으로 사망하는 경우가 많다. 반면 조류처럼 자유 라디칼 누출이 느리게 일어나는 종은 쥐보다 수명이 10배 정도 길며, 퇴행성질환에 걸리기 전에 죽음을 맞는 경우가 많다. 이러한 사실은 전자전달계 과정에서 자유 라디칼의 누출을 최소화하면 노화 관련 질환을 치료하거나 늦출 가능성이 있다는 점을 시사한다. 그리고 이 자유 라디칼이 발생하는 중심이 바로 미토다. 미토는 세포 사멸과 노화를 결정짓는 핵심 요소라고 할 수 있다.

미토의 기능 이상을 해결할 방법이 개발된다면, 세포 노화를 늦추고 노화 관련 질환의 발병 위험을 줄일 수 있다. 특히 손상 연관 분자 패턴(Damage-Associated Molecular Patterns, DAMPs), 염증 복합체, 시르투인 등 노화 관련 신호 분자들을 조절하면 신체의 전반적인 노화 현상을 완화할 수 있다.

이에 최근 연구들은 심혈관질환, 폐동맥 고혈압, 만성폐쇄성폐질환 COPD, 신경퇴행성질환 등 여러 질병을 미토 기능 저하의 관점에서 해석하려고 시도 중이다. 만약 미토가 노화질환을 유발하는 과정이 명확히 밝혀지고, 이를 조절할 수 있는 기술이 개발된다면 보다 효과적인 치료법이 등장할 가능성이 크다.

무엇보다 주목할 점은 **미토 중심의 접근법은 질병 하나하나를 따로 해결하는 방식이 아니라 노화질환 전체를 근본적으로 다루는 새로운**

==전략이 될 수 있다는 점이다.== 이는 질병 치료의 패러다임을 근본적으로 전환할 수 있는 잠재력을 가지고 있다. 미토의 기능을 개선하거나 조절할 수 있다면 질환 하나하나에 따로 매달리는 것이 아니라 모든 노화 관련 질환을 한 번에 해결할 수 있는 방향으로 발전할 것이다.[20]

췌장과 뇌,
미토가 가장 취약한 장기

노화된 미토가 우리 몸에 염증을 일으키는 과정을 좀더 자세히 살펴보자. 미토가 에너지를 생성하는 과정에서 활성산소가 생성되는데, 이것이 과도하게 축적될 경우 세포를 손상시키고 염증 반응을 유발할 수 있다. 더 나아가 염증에 의해 손상된 미토는 더욱 많은 활성산소를 생성하며, 이는 염증과 세포 손상을 가속화하는 악순환을 만든다.

다행히 우리 몸에는 손상된 미토를 제거하는 자가포식이라는 청소 시스템이 존재한다. 이 과정이 원활하게 이루어지면 염증을 억제하고 세포 손실을 방지할 수 있다. 하지만 자가포식 기능이 저하되면 ATP 생산이 감소하고, 활성산소가 축적되면서 세포 손상이 가속화된다. 손상된 미토의 막이 붕괴되면서 염증성 물질이 방출되고, 마치 폐수가 방류되듯 체내를 떠돌며 염증 반응을 더욱 심화시킨다. 결국 손상된 미토가 축적될수록 염증 노화가 가속화된다.

   미토가 시간이 지남에 따라 돌연변이를 축적한다는 점도 주목해야 한다. 돌연변이가 누적되면 세포의 대사 능력이 저하되고, 부족한 에너지를 보충하기 위해 세포는 더 많은 미토를 생성하려 한다. 하지만 건강한 미토가 부족하면 손상된 미토가 계속 복제되면서 문제가 심화된다. 손상된 미토로 가득 찬 세포는 점차 에너지를 소진하며 기능을 잃어가고, 결국 세포 사멸 과정을 거쳐 생존을 포기하게 된다.

미토의 기능이 저하되면 무슨 일이 일어날까?

잠시 미토의 입장에서 생각해보자. 온종일 쉬지 않고 일하면 하루이틀은 버틸 수 있지만, 시간이 지나면 피로가 쌓이고 실수가 늘어나 결국 한계에 다다른다. 미토도 마찬가지다. 에너지 생산을 멈추지 않고 계속 일하다 보면 과부하에 시달리게 되고, 세포 전체의 건강에도 빨간불이 켜진다. 사람에게 워라밸이 필요하듯, 미토에게도 회복과 균형의 시간이 반드시 필요하다.

   미토에게 '일'은 ATP를 만드는 것이고, '휴식'은 자가 복구와 재정비의 시간이다. 이 시간 동안 미토는 손상된 DNA와 단백질을 스스로 수리하고, 기능이 저하된 미토콘드리아는 미토파지(mitophagy, 손상된 미토를 선택적으로 분해하는 자가포식 과정)를 통해 제거된다. 이러한 회복 시간이 확보돼야 활성산소에 의한 손상에서 스스로를 보호하고 기능을 유지할 수 있다.

그렇다면 어떻게 미토에 휴식을 줄 수 있을까? 가장 간단한 방법은 '입을 쉬게 하는 것', 즉 단식이다. 일정 시간 동안 음식 섭취를 줄이면 미토는 에너지 생산 부담에서 잠시 벗어나 회복 시간을 가질 수 있다. 간헐적 단식은 미토의 재생을 촉진하고, 손상된 미토의 정리를 도와 기능 개선에 기여할 수 있다.

물론 미토의 회복에는 단식 외에도 다양한 요소가 중요하다. 건강한 식습관, 충분한 수면, 적절한 운동, 그리고 스트레스 관리가 모두 미토의 기능 유지에 도움이 된다. 반대로 이런 요소들이 무너지면 미토는 점차 기능을 상실하고, 노화가 본격화된다.

우리 몸의 에너지는 미토콘드리아 안에 있는 TCA 회로와 전자전달계라는 대사 시스템을 통해 만들어진다. 이 회로는 세포 호흡의 핵심 경로 중 하나로, 우리가 먹은 음식에서 에너지를 끌어내는 데 매우 중요한 역할을 한다. 그런데 스트레스나 세포 손상 같은 자극이 계속되면 이 회로의 작동이 떨어지고, 에너지 생산도 비효율적으로 바뀌게 된다. 그 결과 몸은 에너지 균형을 잃고, 대사 흐름이 뒤틀린다. 포도당만 지나치게 쓰거나 활성산소가 늘어나는 등의 변화가 나타나면서 인슐린 저항성, 체중 증가, 대사 증후군 같은 문제가 생길 수 있다.

암세포는 이 미묘한 에너지 변화에 아주 극단적인 방식으로 반응한다. 산소가 충분한 환경임에도 불구하고, 미토콘드리아를 통한 일반적인 에너지 생산은 거의 사용하지 않고, 빠르고 비효율적인 '해당과정'만을 활용한다. 이 현상을 '와버그 효과'라고 부르는데, 말하자면 암세포는 속도를 위해 효율을 포기하는 전략을 택하는 셈이다. 이는 미토콘드리아 기능이 약화된 상태와도 깊은 관련이 있다.

또한 미토콘드리아의 기능이 떨어지면 세포는 에너지를 제대로 만들지 못한다. 미토콘드리아 안에서는 '프로톤 펌핑'이라는 과정을 통해 전기적인 에너지 차이를 만들고, 이를 이용해 ATP라는 에너지원이 만들어진다. 그런데 이 시스템이 무너지면 에너지 생산이 급격히 떨어지고, 결국 세포는 힘을 잃는다. 이렇게 에너지가 부족해지면 단순히 피곤한 걸 넘어서, 몸의 기능도 함께 떨어진다. 그리고 이런 상태가 오래 지속되면 노화는 빨라지고, 당뇨병이나 알츠하이머병 같은 만성질환으로 이어질 가능성도 높아진다.

결국 미토콘드리아는 단순한 에너지 공장이 아니라, 몸 전체 건강을 좌우하는 핵심 기관이다. 내가 미토콘드리아의 균형과 기능을 반복해서 강조하는 이유는, 이 작은 기관의 상태가 곧 노화와 질병의 방향을 결정짓기 때문이다.

Tip. 미토의 프로톤 펌핑 과정

미토의 프로톤 펌핑 과정은 수력발전소에서 댐에 물을 채우는 것과 비슷하다. 수력발전소는 댐에 물을 저장한 뒤, 물이 중력에 의해 떨어지면서 터빈을 돌려 전기를 생산한다. 미토 역시 전자전달계를 통해 고에너지 전자가 단계적으로 이동하며 막 사이로 양성자를 펌핑하고, 이렇게 만들어진 농도 기울기를 활용해 ATP를 합성한다. 수력발전소에서 물의 흐름이 터빈을 돌려 전기를 생산하듯, 미토는 양성자의 흐름을 활용해 세포 에너지원인 ATP를 생성한다.

수력발전소	미토콘드리아
물을 높은 곳으로 퍼 올리는 펌프	프로톤 펌프(Complex I, III, IV)
댐에 저장된 물	막간공간(intermembrane space, IMS)의 양성자(H+)
물이 터빈을 통과하면서 에너지를 전달	H+가 ATP 합성효소를 통과하면서 에너지를 전달
터빈이 회전하며 전기 생성	ATP 합성효소가 회전하며 ATP 생성

[표4] 수력발전소와 미토콘드리아의 유사성 비교

기억을 잃는다는 건
생존하려는 의지일지도

미토의 워라밸이 깨지고 기능이 저하되면, 건강 문제는 도미노가 무너지듯 연쇄적으로 발생한다. 그중에서도 특히 당뇨병과 알츠하이머병은 미토 기능 저하와 깊은 관련이 있다. 이 두 질환을 예로 든 이유는 췌장의 베타세포(인슐린을 분비하는 세포)와 신경세포가 미토의 과부하를 피할 수 없는 외통수에 놓여 있기 때문이다. 이 두 세포는 미토의 변화에 민감하게 반응하며, 이에 관해서는 타협이나 조정이 불가능하다.

미토의 에너지 생산 기능이 저하되면, 근육 세포와 간세포 내에 지방산이 축적된다. 이는 지질 독성^{lipotoxicity}을 유발해 췌장의 베타세포를 손상시키고 인슐린 분비 기능을 방해한다. 또한 미토의 기능이 저하되면 활성산소를 과도하게 생성하여 산화 스트레스를 유발하는데, 이는 인슐린 신호 전달을 방해하여 세포가 인슐린에 제대로 반응하지 못하도록 만든다. 특히 근육과 간에서 미토 기능이 저하되면 인슐린 저항성이 더욱 심화된다.

인슐린은 혈당 수치가 높을 때 분비되어 포도당을 세포로 운반하고, 이를 에너지로 변환하거나 저장하는 역할을 한다. 이 과정이 원활히 이루어지면 혈당이 안정적으로 유지되고, 포만감을 느껴 식사를 멈출 수 있다. 하지만 인슐린 저항성이 생기면 이러한 기능이 제대로 작동하지 않아 당뇨병 위험을 높일 수 있다.

미토가 워라밸을 잃고 혹사당하면 생존에 꼭 필요한 최소한의 기능만 남기고 나머지는 포기한다. 인간이 죽기 직전까지 움직이는 장기는 심장이다. 미토는 생존을 위해 심장 근육에 가장 많이 존재하며, 마지막까지 심장의 기능을 지탱한다. 그렇다면 '기억'은 어떨까? 생존에서 비교적 덜 중요한 기능이다. 미토가 생존을 최우선으로 판단할 때, 기억을 담당하는 뇌의 신경세포는 우선순위에서 밀린다. 다시 말해 치매는 미토가 생존을 유지하기 위해 기억을 희생한 결과일 수 있다.

치매에는 여러 종류가 있지만, 특히 알츠하이머병은 미토의 기능 이상과 밀접한 연관이 있다. 알츠하이머병은 뇌의 신경세포가 점차 손상되거나 죽어가는 질환으로 미토의 기능 저하가 중요한 역할을 한다. 또한 신경세포가 손상되면 세포막의 전하 균형을 유지하기 위해 칼슘을 과도하게 사용하게 되는데, 이 과정이 반복되면 세포 내 칼슘 불균형이 발생하고 결국 알츠하이머병으로 이어질 수 있다.

알츠하이머병은 일부 연구자들에게 '제3형 당뇨병'으로 불리기도 한다. 두 질환은 인슐린과 깊은 관련이 있기 때문이다. 뇌에서도 인슐린이 존재하며, 인슐린 저항성이 발생하면 알츠하이머병의 발병 위험이 증가한다는 연구 결과들이 보고되고 있다.

간질환도 미토와 깊은 연관이 있다. 트랜스지방, 알코올, 과당fructose은 인슐린의 조절을 받지 않고 오로지 간에서만 대사된다. 따라서 이를 과도하게 섭취하면 간의 미토가 과부하되며, 본래 기능을 제대로 수행하지 못하게 된다.

미토 기능이 저하되면 지방 대사 기능이 저하되면 간에 지방이 축적될 가능성이 커지고, 에너지 생성 기능이 저하되면 인슐린 저항성이 증가할 수 있다. 흔히 비만이 인슐린 저항성을 유발한다고 알려져 있지만, 실제로는 간에서 지방이 제대로 처리되지 못할 때 인슐린 저항성이 심화된다. 이로 인해 간에 지방이 더욱 축적되는 악순환이 발생한다.

미토의 과부하와 인슐린 저항성은 대사 기능 이상과 관련된 지방간질환(Metabolic dysfunction-Associated Steatotic Liver Disease, 이하 MASLD)과 밀접한 관련이 있다. 지방간은 지속되면 간염, 간경변, 심지어 간암으로까지 발전할 수 있는 질병이다. 연구에 따르면 미토의 기능을 개선하면 지방 대사가 정상화되고, 간 건강 회복에 도움을 줄 수 있다. MASLD 예방과 치료에서 미토가 핵심적인 역할을 한다는 점을 짐작해볼 수 있다.[21]

미토를 돌보지 않는다면 탈노화는커녕, 건강조차 유지할 수 없다. 우리는 그들을 잊은 대가를 혹독히 치르고 있다. 만성피로, 염증, 질병, 노화. 이 모든 것이 미토의 신호를 외면한 결과다.

미토는 지금도 몸 안에서 에너지를 만들며 당신을 지켜보고 있다. 당신이 미토를 무시하고 잘못된 선택을 하는 순간, 이들은 복수를 감행할 것이다. 그 복수는 피도, 칼도 필요 없다. 미토가 멈추는 것이면 충분하다. 그리고 그 순간, 인간은 비로소 깨닫게 될 것이다. 진짜 지배자가 누구였는지를 말이다.

미토가 복수할 때
인간은 늙는다

"원인을 알아야 해결할 수 있다." 너무나 당연한 말이지만, 우리는 종종 그 사실을 잊고 산다. 미토와 우리의 관계도 마찬가지다. 미토는 지치면 조용히 신호를 보낸다. 그런데 그 신호를 무시하거나 알아차리지 못하면 결국 질병이라는 큰 경고로 돌아온다. 이때 잘못을 지속하면 미토는 더욱 고장 나고 제 기능을 하지 못한다. 그렇게 화가 난 미토는 기능 이상을 일으키고, 염증과 노화가 뒤따르며 각종 질환으로 이어지게 된다.

미토의 워라벨을 깨뜨리고 기능 저하를 유발하는 요인은 무엇일까? 도대체 미토는 왜 파업을 일으키는 것일까? 미토의 수가 부족하거나 필요한 대사물질이 원활히 공급되지 않거나 세포 호흡이 제대로 이루어지지 않는 등 다양한 원인이 있을 수 있다. 하지만 그중에서도 우리가 직접 조절할 수 있는 2가지 핵심 요소가 있다.

우리가 먹는 음식이
미토를 무너뜨린다

우리 몸은 어떤 음식을 먹느냐에 따라 크게 달라진다. 의학의 아버지 히포크라테스는 "우리가 먹는 것이 곧 우리 자신이 된다. 음식은 약이 되기도 하고 독이 되기도 한다."라고 말했다. 음식이 중요하다는 사실은 누구나 알지만, 정작 식단 조절을 실천하는 사람은 많지 않다. 채소가 몸에 좋고 과자는 피해야 한다는 것을 모르는 사람은 거의 없지만, 실제로는 손이 가는 대로 간식부터 집어 들기 마련이고, 때로는 중독처럼 의지와 무관하게 음식을 먹기도 한다.

우리가 먹는 음식은 곧 세포의 연료가 된다. 미토는 음식 속 영양소를 받아 ATP라는 에너지로 바꾸는 '발전소' 역할을 하는데, 어떤 음식을 얼마나 먹느냐에 따라 미토의 업무량과 스트레스 수준이 달라진다. 특히 설탕(자당)은 포도당과 과당으로 분해되어 각각 다른 방식으로 미토에 부담을 준다. 포도당은 혈액 내에서 혈당을 올려 혈당 스파이크를 유발하고, 이는 활성산소 증가와 함께 최종당화산물(Advanced Glycation End Products, AGEs) 생성을 촉진해 미토의 항산화 방어 체계를 무너뜨린다. 한편 과당은 주로 간에서 대사되며, 지방 합성, 염증 반응, 인슐린 저항성 등을 유발해 간접적으로 미토의 기능을 악화시킨다.

이처럼 설탕을 과도하게 섭취하면, 포도당과 과당이 각자의 경로를 통해 미토콘드리아에 복합적인 부담을 준다. 결과적으로 ATP 생산 효율은 떨어지고, 세포 기능 저하와 만성 염증으로 이어질 수 있다. 미토 기능 장애의 주요 원인을 따져보면 단순히 '많이 먹는 것'이 아니라 '무엇을 먹느냐', 특히 정제된 당의 과잉 섭취가 핵심이라는 사실을 놓쳐선 안 된다.

물론 영양소가 부족한 것도 문제다. 현대인은 영양 과잉의 시대에 살고 있지만, 정작 양질의 영양소는 부족한 경우가 많다. 이는 식습관의 변화와 관련이 깊다. 대부분 사람은 영양보다 맛, 가격, 편리함에 초점을 맞춘 식단을 유지하는데, 이 경우 필수 영양소가 결핍될 가능성이 크다. 예를 들어 인스턴트 식품에 의존하면 채소와 과일 섭취가 줄어들어 식이섬유, 비타민, 미네랄이 부족해질 수 있다.

미토의 원활한 기능을 위해서는 코엔자임 Q10, 비타민 B군, 마그네슘 등이 필수적이다. 코엔자임 Q10은 육류, 어류, 시금치, 콩 등에 풍부하며, 비타민 B군은 곡류, 견과류, 유제품에 많다. 마그네슘은 통곡물, 견과류, 시금치 등에서 섭취할 수 있다. 미토를 건강하게 유지하려면 이러한 영양소를 균형 있게 섭취해야 한다.

스트레스가 가진
두 얼굴

스트레스는 만병의 근원이라고 할 정도로 많은 질환과 연관되어 있다. 하지만 스트레스가 무조건 나쁜 것만은 아니다. 적당한 스트레스는 집중력을 높이고, 동기를 부여하며, 수행 능력을 향상시킨다. 시험 전날이나 중요한 발표를 앞두고 집중력이 높아지는 경험을 한 적이 있을 것이다. 이는 스트레스가 가져오는 긍정적인 효과 중 하나다.

미토 역시 적절한 스트레스를 받을 때 더욱 건강해질 수 있다. 가벼운 스트레스는 미토를 자극하여 호르메시스 효과를 일으킨다. 이는 미토의 저항력을 높이고 기능을 최적화하는 데 도움이 된다. 운동이 좋은 예다. 운동 중에는 신체가 일시적으로 스트레스를 받지만, 그 과정에서 심폐 기능과 근력이 강화된다. 미토도 마찬가지로 적당한 자극을 받으면 기능이 향상된다.

하지만 과도한 스트레스가 지속되면 상황은 달라진다. 몸과 마음이 지치고, 면역 기능이 저하되며, 각종 질환이 발생할 수 있다. 스트레스를 받으면 신체는 코르티솔과 아드레날린 같은 스트레스 호르몬을 분비하는데, 이들이 지속해서 높은 상태를 유지하면 미토의 기능이 악화될 수 있다. 특히 나이가 들수록 아침 코르티솔 수치가 높아지고 HPA축(스트레스에 대응하는 몸의 조절 시스템)이 과활성화되는데, 이는 인지 저하, 대사이상, 심혈관질환 위험을 증가시킬 수 있다.

또한 지속적인 스트레스는 활성산소 생성을 증가시키고 미토 DNA

와 단백질을 손상시켜 미토의 정상적인 기능을 방해한다. 이 과정이 반복되면 ATP 생산이 감소하고, 세포 내 에너지가 부족해지면서 신체의 다양한 조직과 기관에 장애가 발생한다. 특히 뇌, 심장, 근육과 같이 에너지 요구량이 높은 조직에서 미토 기능이 저하되면 심뇌혈관질환, 근육 쇠약 등의 문제가 생길 수 있다.

미토의 워라밸을 박탈하는 원인들을 해결하지 않는다면 몸 전체의 대사가 불안정해지고, 미토의 손상과 기능 이상은 반복될 수밖에 없다. 이러한 문제들이 쌓이면 결국 각종 만성질환이 발생하는 암울한 미래를 벗어날 수 없다. 따라서 건강한 생활습관을 통해 미토의 휴식을 확보하고, 우리 몸의 에너지 공장이 원활하게 작동할 수 있도록 도와야 한다.

이제 우리는 미토의 워라밸을 망치는 요인들을 찾았다. 염증이 모든 질환의 원인이며, 그 염증은 미토의 워라밸이 깨지면서 시작된다. '건강은 어차피 유전'이라고 생각하는 이들은 어쩌면 식이 조절에 공감하지 못했을 수도 있다. 하지만 건강은 결코 유전적 요인만으로 설명되지 않는다.

건강은 타고나는 것이 아니라 만들어지는 것이다

건강은 타고나는 것이라고 생각하는 이들의 믿음을 굳건하게 만든 이야기가 하나 있다. 텍사스에 사는 할머니, 엘리자베스 설리번의 이야기다. 설리번은 무려 40년 이상 매일 탄산음료를 3캔씩 마셨다. 이를 본 의사들은 그녀에게 '그 음료가 당신을 죽음에 이르게 할 수도 있다'고 충고했다. 이에 대해 할머니가 인터뷰에서 한 말이 큰 화제를 모았다.

"나에게 탄산음료를 그만 마시라고 경고한 의사들은 다 세상을 떠났다. 아직도 나는 이렇게 건강하게 살아 있다."

그렇게 유명 인사가 된 그녀는 미국 메이저리그(MLB) 역대 최고령 시구자로 나서기도 했다. 그때 그녀의 나이는 106세였다.[22]

이 이야기를 듣고 식습관이나 생활습관보다는 유전자가 더 중요하다고 오해하는 이들이 많았다. 건강을 관리해봐야 의미 없다고 비관하는 이들도 있었다. 하지만 이는 아주 특별한 사례다. 설리번은 특별한 유전자를 가지고 있는 '슈퍼 에이저'였기 때문에 의사의 충고를 따르지 않고도 오래 살 수 있었을 뿐이다. 장수 유전자를 타고나지 않았다고 일찍 죽는 게 아니다. 그리고 유전자를 믿고 잘못된 식단을 계속해도 되는 것도 아니다. 왜냐하면 건강은 살아온 환경에도 큰 영향을 받기 때문이다.

바로 이러한 차이를 연구하는 학문이 후성유전학이다. 후성유전학은 DNA 서열이 변하지 않더라도 유전자 발현이 조절될 수 있음을 연구하는 분야다. 쉽게 말해 유전자의 운명이 정해진 것처럼 보여도 우리가 어떻게 사느냐에 따라 그 유전자의 발현 여부가 달라질 수 있다는 뜻이다. 즉, 가족력이 있다고 해서 반드시 고혈압이나 당뇨병에 걸리는 것은 아니며 반대로 유전적으로 건강한 체질이라도 나쁜 생활습관을 유지하면 질병에 걸릴 가능성이 높아진다.

이를 잘 보여주는 대표적인 예가 '일란성 쌍둥이 연구'다.[23] 일란성 쌍둥이는 하나의 수정란에서 분할되었기 때문에 유전자가 거의 100% 같다. 만약 건강이 유전자에 의해 결정된다면, 일란성 쌍둥이는 같은 방식으로 늙고, 같은 질병에 걸리며, 같은 나이에 생을 마감해야 한다.

하지만 현실은 그렇게 단순하지 않다. 실제 연구 결과를 보면, 같은 유전자를 타고났어도 무엇을 먹고 어떤 환경에서 살아왔느냐에 따라 건강 상태가 달라진다. 한 사람은 날씬한 반면, 다른 한 사람은 비만해질 수 있고, 한 사람은 건강하게 오래 사는 반면, 다른 한 사람은 질병에 시달리며 일찍 세상을 떠날 수도 있다.

유전자가 건강에 영향을 미치는 것은 맞지만 그 영향력은 우리가 어떤 환경에서 살아가느냐에 따라 달라질 수 있다. 그러니 유전자를 탓하며 건강 관리를 소홀히 할 이유는 없다. 반대로 유전자가 좋지 않다고 해서 미리 좌절할 필요도 없다.

유전자와 상관없이 우리는 모두 더 나은 환경에서 살아가기 위해 노력해야 한다. 쾌적한 환경에서 살면서 건강한 음식을 섭취하고, 꾸준히 운동하며, 신체적·정신적 건강을 유지해야 한다. 특히 미토는 우리의 생활습관에 즉각적으로 반응한다. 나쁜 생활습관은 미토의 기능을 저하시켜 노화를 촉진하지만, 좋은 생활습관은 미토의 기능을 활성화해 '탈노화'에 가까워질 수 있게 한다.

우리가 절대 잊지 말아야 할 중요한 사실이 있다. 바로 설탕과 혈당 스파이크가 미토의 균형을 무너뜨리고, 노화를 가속화하는 핵심 원인이라는 점이다. 지금까지 설탕과 미토의 연관성은 비교적 덜 알려져 있었다. 하지만 중요한 것은 결과가 아니라 '왜' 설탕이 노화와 질병을 유발하는지 이해하는 것이다. 설탕 섭취가 증가하면 질병이 발생하는 것은 단순한 결과일 뿐, 그 이면에는 미토의 워라밸이 있다.

설탕이 체내로 들어오면 미토는 이를 에너지원으로 사용하기 위해 끊임없이 연소한다. 즉, 과도한 설탕이 지속적으로 유입되면 미토는 과부하 상태에 빠질 수밖에 없다. 충분한 휴식 없이 혹사당한 미토는 점차 기능을 잃고 손상되며, 이 과정에서 활성산소가 증가하면서 만성 염증이 발생한다. 결국 미토의 손상이 염증 증가와 노화 가속화를 초래하고, 각종 질병을 유발하는 것이다. 이것이 바로 설탕이 우리 몸을 망치는 과정이며, 설탕 섭취를 줄여야 한다고 거듭 강조하는 진짜 이유다.

그렇다면 설탕이 체내에서 정확히 어떤 방식으로 작용하며, 우리 건강에 어떤 영향을 미치는지 더 깊이 살펴볼 필요가 있다. 3장에서 설탕이 우리 몸에 미치는 무서운 영향을 짚어보자.

3장

모든 화살은 당을 향한다

INFLAMMAGING

미토를 무너뜨리는
가장 달콤한 독

건강에 채식이 더 좋은지, 육식이 더 유익한지는 뜨거운 논쟁거리다. 육식을 지지하는 이들은 인류가 오랜 시간 육식을 해왔으며, 단백질과 필수 영양소를 가장 효율적으로 섭취하는 방법이 육식이라고 주장한다. 반면 채식을 옹호하는 이들은 육식이 대장암, 비만을 비롯한 각종 질환의 원인이므로 채식을 해야 한다고 강조한다.

이 논쟁은 전문가들 사이에서도 의견이 갈린다. SBS 다큐멘터리 '육채전쟁'에서 한 의학 전문가는 비건을 '열등한 식단'이라 표현했고, 다른 의사는 동물성 식품만 섭취하는 카니보어를 '인터넷 광기'라고 비난했다. 하지만 정작 중요한 것은 육식이냐, 채식이냐의 문제가 아니다. 많은 이들이 이런 논쟁에 빠져 여기에만 집중하면 건강한 식단을 완성할 수 있을 것처럼 착각한다. 하지만 이는 다양한 질병의 진짜 원인을 감추기 위해 던져진 미끼에 불과하다.

사람들은 흔히 우리를 병들게 하는 범인으로 포화지방, 콜레스테롤, 육식 같은 요소를 의심하지만 그 이면에는 '설탕'이 숨어 있다. 식품 산업은 설탕과 초가공식품의 해악을 감추기 위해 육식 대 채식, 좋은 콜레스테롤 대 나쁜 콜레스테롤 같은 논쟁을 앞세워 우리의 관심을 교묘하게 다른 곳으로 돌려왔다.

이러한 전략은 〈미국의사협회 내과학회지JAMA Internal Medicine〉에 게재된 '설탕 산업과 관상동맥 심장질환 연구The Sugar Industry and Coronary Heart Disease Research'에서 상세히 다뤄진다. 논문에 따르면 20세기 중반 설탕 산업은 설탕이 심장병 발생에 미치는 영향을 축소하는 한편, 포화지방과 콜레스테롤을 심장질환의 주범으로 몰아가는 연구에 자금을 지원했다. 설탕 소비를 증가시키기 위해 지방과 콜레스테롤을 악마화하는 전략을 사용한 것이다.

이 전략은 실제로 성공했다. 1980년대 이후 미국 정부가 발표한 식이 가이드라인에는 '설탕'이라는 단어조차 등장하지 않았고, 대신 총지방, 포화지방, 콜레스테롤 섭취를 줄이라는 권고만 반복됐다. 그 사이 식품 산업은 논쟁을 조장하고 시선을 돌리는 데 집중했고, 결과적으로 설탕 소비는 급격히 증가했다.

물론 설탕의 해악을 밝히려는 노력이 없었던 건 아니다. 권위 있는 의학 저널 〈란셋The Lancet〉에는 1845년에 이미 비만과 당뇨병의 원인으로 설탕과 녹말을 지목하는 논문이 실렸다. 이 외에도 일찍부터 설탕의 위험성을 경고한 이들이 있었다.

영국의 화학자이자 의사인 윌리엄 프라우트^{William Prout}는 설탕의 과도한 섭취가 비만과 신체 기능 불균형을 초래할 수 있다고 경고했다. 또한 왕실을 포함해 영국 상류층을 위해 활동했던 장의사 윌리엄 밴팅^{William Banting}은 1863년 발표한 소책자 〈비만에 관하여 대중에게 보내는 서한^{Letter on Corpulence}〉에서 주치의의 조언에 따라 식단에서 설탕과 녹말을 뺐더니 체중이 정상적으로 돌아왔다고 적었다. 하지만 이 책을 시작으로 밴팅의 수난이 시작됐다. 20세기 내내 그의 주장은 주류 의학계와 충돌하며 거센 비판을 받았다. 앞서 살펴봤듯 설탕 산업은 이 시기 심장질환의 책임을 지방과 콜레스테롤로 돌리는 연구에 후원하며 대중이 설탕의 해악을 볼 수 없도록 눈을 가리고 있었다.

설탕 산업의 저항에 부딪힌 또 다른 인물이 있다. 영국 생리학자이자 영양학자인 존 유드킨^{John Yudkin}은 비만, 고혈압, 심장질환의 원인이 설탕이라는 주장을 담은 《순수하고 하얀, 죽음의 설탕^{Pure, White, and Deadly}》이라는 책을 펴냈다가 학계의 아웃사이더가 됐다. 그는 게리 토브스^{Gary Taubes}가 출간한 《좋은 칼로리, 나쁜 칼로리^{Good Calories, Bad Calories}》에서 유드킨에게 경의를 표하면서 비로소 명예를 회복할 수 있었다.

설탕 섭취와 함께 비만과 당뇨병, 심혈관질환, 대사 증후군 같은 현대인의 대표 질병들도 증가했다. 육식 대 채식과 같은 논쟁이 거세질수록 설탕은 더욱 교묘하게 그 해악을 감추고 있다. 이제는 이런 논쟁에 휩쓸리기보다 진짜 원인을 직시해야 할 때다.

설탕의 해악을 자본의 힘으로 감추려는 것은 마치 손바닥으로 태양을 가리는 것과 같다. 아무리 가려도 강렬한 빛은 손가락 사이로 새어 나오기 마련이다. 설탕의 위험성도 마찬가지다. 그 영향이 너무 크고 광범위해 설탕 산업은 이를 완전히 숨길 수 없었다. 다만 막대한 자본을 동원해 진실이 드러나는 속도를 늦췄을 뿐이다.

그러나 시간이 흐르면서 설탕의 민낯이 하나둘 드러나기 시작했다. 이제 전문가들은 한 목소리로 경고한다. 심장질환의 주범은 포화지방이 아니라 설탕이라는 연구 결과들이 발표되고 있으며, 설탕이 생물학적 노화는 물론, 비만, 당뇨병, 만성 염증까지 촉진한다는 사실도 속속 밝혀지고 있다. 또한 단맛 중독, 스트레스 증가, 혈당 스파이크 등도 설탕이 건강에 미치는 치명적인 영향으로 꼽힌다.

이제 감춰졌던 설탕의 실체가 드러나면서 각국 정부와 세계보건기구 WHO도 설탕 섭취를 줄이기 위한 적극적인 정책을 도입하기 시작했다. 설탕이 싸고 맛있다는 이유로 소비량이 급증했고, 그 결과 개인의 건강 문제뿐만 아니라 사회경제적 부담까지 증가했기 때문이다.

WHO는 섭취하는 설탕의 양을 최소 10% 이상 줄일 것을 권고하며, 유럽, 영국, 미국 등 선진국들은 '설탕세 sugar tax'와 각종 규제를 도입하고 있다. 예를 들어 영국은 비만율을 낮추기 위해 청량음료에 설탕세를 부과해 가격을 높였다. 설탕이 들어간 음료는 체내에 빠르게 흡수되어 대사질환 위험을 증가시키기 때문이다. 국내에서도 당류 저감 정책을 확대하고, 영양표시 확인 방법에 대한 홍보를 강화하고 있다.

식탁에 숨어든 설탕

설탕 산업은 입지를 공고히 하기 위해 콜레스테롤과 포화지방을 악마화하는 동시에, 마케팅을 통해 '고도로 가공된 식물 기반 식품 highly processed plant-based foods'을 건강식으로 포장해왔다. 고도로 가공된 식물 기반 식품이란 식물성 원료를 여러 단계의 가공 과정을 거쳐 만든 제품을 뜻한다. 표면적으로는 건강하고 환경친화적인 것처럼 보이지만, 실상은 초가공식품이다.

초가공식품은 방부제, 색소, 그리고 무엇보다도 설탕이 다량 첨가되지만 비타민, 미네랄, 식이섬유는 부족한 경우가 많다. 게다가 칼로리까지 높다. 그런데 단순히 식물성 원료를 사용했다고 해서 이를 건강식이라 할 수 있을까? 물론 모든 제품이 그렇지는 않지만, 중요한 것은 '식물성'이 아니라 '초가공'이라는 점이다. 원재료가 아무리 좋아도 가공되는 순간 각종 첨가물이 더해지며 설탕 또한 빠지지 않는다. 우리가 건강식이라고 착각하기 쉬운 초가공 식물성 식품에는 무엇이 있을까? 식물성이니 건강할 것이라고 믿기 쉬운 식품들을 살펴보자. '식물성'이라는 단어만 보고 무조건 건강식으로 여겨서는 곤란하다. 제품에 따라 영양 성분이 부족하거나 오히려 각종 첨가물이 더해져 건강에 해가 될 수 있기 때문이다.

식물성 고기(대체육)

콩, 완두콩, 밀, 글루텐 등에서 단백질을 추출해 고기의 식감과 육즙을 재현한 제품으로, 채식주의자나 건강을 고려하는 소비자 사이에서 큰 호응을 얻고 있다. 하지만 일부 제품은 감미료, 방부제, 색소, 인공향료 등 다양한 첨가물을 다량 포함하고 있어 주의가 필요하다.

유사 치즈

주로 식물성 오일과 전분을 이용해 치즈의 질감을 모방한 제품이다. 하지만 일반 치즈에 비해 칼슘과 단백질 함량이 낮고, 여러 가지 첨가물이 들어 있는 경우가 많아 건강에 도움이 되지 않을 수 있다.

식물성 음료

아몬드, 귀리, 콩 등을 원료로 한 식물성 우유는 유당불내증이 있는 사람들에게 좋은 대안이 될 수 있다. 하지만 일부 제품은 설탕이 첨가되거나 가공 과정에서 영양소가 손실되는 경우도 있다. 단백질 함량이 낮고, 비타민과 미네랄이 부족할 가능성도 크므로 성분표를 꼼꼼히 확인해야 한다.

식물성 과자

'일반 과자보다는 건강할 것'이라는 인식으로 식물성 원료로 만든 칩이나 크래커를 선택하는 경우가 많다. 하지만 이들 역시 정제된 재료와 각종 첨가물을 포함하고 있는 경우가 많아 과도하게 섭취하면 혈당이 급격히 상승할 수 있다.

설탕 산업은 교묘한 전략으로 초가공식품을 현대인의 식탁에 깊숙이 자리 잡게 했다. 현재 식품 산업에서 설탕이 차지하는 비중은 가히 압도적이다. 특히 초가공식품 시장의 중심에는 설탕이 있다. 설탕은 단맛을 내는 것을 넘어 제품의 유통기한을 연장하고 식감과 풍미를 개선하는 데 필수적인 성분으로 사용되기 때문이다.

한국평가데이터^{KED}의 '식품 산업 주요 업종별 제조원가 내 재료비 비중' 자료와 한국농수산식품유통공사^{aT}의 '식품 산업 원료 소비 실태 조사'에 따르면 빵, 과자, 커피 등의 제조원가에서 설탕이 차지하는 비중은 10%에 달한다. 설탕은 작은 입자지만, 식품 산업에서의 영향력은 결코 작지 않다.

초가공식품은 우리 국민의 당류 섭취에서도 가장 큰 비중을 차지한다. 식품의약품안전처가 2024년 발표한 '국민의 나트륨, 당류 섭취 실태 분석 결과'에 따르면, 하루 총당류 섭취량(58.3g) 중 약 60%인 34.6g이 초가공식품을 통해 섭취되고 있다. 이는 설탕이 단순한 선택의 문제가 아니라, 피하기 어려운 환경이 되어버렸음을 보여준다.

편의점에서 설탕이 들어가지 않은 초가공식품을 찾아보자. 한눈에 발견하기 어려울 것이다. 집에 있는 포장 식품의 성분표를 확인해보아도 결과는 크게 다르지 않다. 대부분의 포장지 어딘가에는 작게 '설탕'이라는 글자가 자리 잡고 있을 것이다. 우리는 설탕을 피하기 힘든 환경 속에서 살아가고 있다.

Tip. 설탕의 별칭

당에는 설탕만 있는 것은 아니다. 당은 다양한 형태로 존재하며, 그 이름만 해도 10개가 넘는다. 식품 라벨에 '설탕'이 없더라도 다른 이름으로 둔갑한 채 숨어 있을 수 있다. 당의 여러 이름들을 알아두면 위장한 설탕을 색출해낼 수 있다. 참고로 식품 라벨에는 함유량이 많은 순서대로 재료가 표시되어 있다. 나열된 성분을 쭉 따라가면서 다음의 표기가 있는지 확인해보자. 그 함유량을 모두 더한 값이 당신이 식품을 통해 섭취한 설탕의 양이다.

참고로 라벨을 쉽게 읽는 팁을 알려주겠다. '-ose'로 끝나는 것은 모두 설탕 계열이다. 예를 들어 Glucose, Fructose, Sucrose, Maltose, Lactose가 있다. 또한 영어 표기에 'syrup'이 포함된 것들은 설탕이나 과당이 주성분이다. 천연감미료에도 설탕이나 과당이 포함될 수 있으므로 주의해야 한다.

설탕	자당 sucrose 사탕수수 설탕 cane sugar 사탕무 설탕 beet sugar 원당 raw sugar 터비나도 설탕 turbinado sugar 역당 invert sugar 코코넛 설탕 coconut sugar 판넬라 panela
과당	고과당 옥수수 시럽(high-fructose corn syrup, HFCS) 결정과당 crystalline fructose 과일당 fruit sugar
기타 감미료	포도당 glucose 덱스트로스(dextrose, 포도당의 다른 이름) 맥아당 maltose

	젖당 lactose
	갈락토스 galactose
	꿀 honey
	아가베 시럽 agave nectar/syrup
	메이플 시럽 maple syrup
	당밀 molasses
	현미 시럽 brown rice syrup
	보리 맥아 barley malt
	옥수수 시럽 corn syrup
	맥아 시럽 malt syrup
	사탕수수 주스 농축액 evaporated cane juice
천연 또는 농축 형태의 설탕/과당	농축 과일 주스 fruit juice concentrate
	대추당 date sugar
	포도 설탕 grape sugar

[표5] 다양한 형태의 설탕과 감미료 목록

특별히 더
경계해야 하는 당

 짚고 넘어가야 할 중요한 점이 있다. 당은 우리 몸의 주요 에너지원이라는 사실이다. 당은 뇌의 주요 연료로서 뇌세포를 살리고, 우리 활동에 필요한 에너지를 공급한다. 특히 뇌는 포도당만을 에너지원으로 사용하기 때문에 뇌가 원활하게 기능하기 위해서는 포도당이 반드시 필요하다. 당은 세포와 근육을 유지하고 체온을 조절하는 등 신체의 항상성을 유지하는 데도 중요한 역할을 한다. 문제는 에너지원으로 사용하고도 남을 만큼 당을 과다하게 섭취할 때 발생한다. 특히 단순당을 과도하게 섭취하면 건강에 심각한 영향을 미칠 수 있다.
 당은 구조에 따라 단순당과 복합당으로 나뉜다. 복합당은 여러 개의 단당류가 결합한 탄수화물로, 올리고당, 녹말, 식이섬유 등이 대표적이다. 단순당은 혀에 닿았을 때 단맛을 느끼게 하는 물질로 설탕, 맥아당, 젖당 등이 이에 포함된다. 이러한 단순당은 화학적 구조가 단순해 우리 몸에서 빠르게 분해된다.

복합당과 단순당 모두 과다 섭취하면 문제가 될 수 있지만, 특히 위험한 것은 분해 속도가 빠른 단순당이다. 단순당은 빠르게 몸에 흡수되어 몸의 항상성을 깨뜨리고, 여러 가지 건강 문제를 일으킬 수 있다.

가장 흔한 단순당인 설탕을 살펴보자. 설탕은 과당과 포도당으로 나뉜다. 우리가 일반적으로 사용하는 설탕, 즉 수크로스(자당)는 과당과 포도당이 1:1 비율로 결합되어 있다. 이 두 단당류는 겉보기엔 비슷하지만, 우리 몸에서 처리되는 방식은 매우 다르다. 두 물질이 몸에 들어가면 전혀 다른 대사 과정을 거치게 된다. 즉, 설탕을 먹는 순간 우리 몸에서는 2가지 다른 길이 열리는데 하나는 포도당, 다른 하나는 과당의 길이다. 설탕이 소화되면서 포도당과 과당으로 분해되면 이 두 분자는 각기 다른 방식으로 몸에 변화를 일으킨다.

먼저 포도당을 따라가보자. 포도당은 소장에서 혈액으로 흡수된 후 세포의 주된 에너지원으로 사용된다. 세포가 활동하는 데 필요한 연료인 ATP를 생산하는 데 바로 이 포도당이 쓰인다. 특히 에너지를 많이 소비하는 뇌와 근육에서 포도당을 적극적으로 활용하며, 혈당을 조절하는 인슐린 분비도 촉진한다. 하지만 포도당이 과도하게 많아지면 혈당이 급격히 상승하는 '혈당 스파이크'가 발생한다. 이는 심혈관질환의 주요 원인 중 하나로 꼽히며, 반복될 경우 인슐린 저항성을 높여 대사질환으로 이어질 위험이 커진다.

그렇다면 과당은 어떨까? 포도당과 달리 전신에서 사용되지 않고 오직 간에서만 대사된다. 문제는 과당 섭취량이 많을 경우 간이 이를 감당하지 못하고 남은 과당을 중성지방으로 전환한다는 점이다. 이 과정이 반복되면 간에 지방이 쌓이기 시작하고, MASLD로 이어질 수 있다.

과당이 가진 또 하나의 문제는 인슐린을 거의 자극하지 않는다는 사실이다. 포도당은 대부분 간으로 이동하기 전에 혈당을 빠르게 상승시키고 인슐린을 촉진하고 포만감을 유도하는 호르몬의 분비를 촉진해 포만감을 느낀다. 하지만 과당은 혈당을 급격히 올리지 않기 때문에 포만감을 비교적 덜 느낀다. 그렇게 포만감을 느끼지 못하면 우리는 더 많이, 더 자주 먹게 되고 장기적으로 인슐린 저항성이 발생할 수 있다.

또한 과당은 배부름을 느끼지 못하게 할 뿐만 아니라 섭취량 자체를 늘린다. 존스홉킨스 의과대학 연구팀은 과당과 포도당이 뇌에서 다르게 작용하며, 그중 과당은 식욕을 늘려 섭취량을 증가시켜 비만을 초래하고 심혈관질환의 위험성도 높인다고 밝혔다.

이처럼 포도당과 과당의 차이는 분명하다. 포도당은 필수 에너지원으로 활용되지만, 과당은 장기적으로 건강에 해로운 영향을 미친다. 하지만 과당의 위험성은 이에 그치지 않는다.

마이야르 반응이
독소를 만들어낸다

고기를 구우면 특유의 향이 나며 더욱 맛있어진다. 같은 고기라도 누가, 어떻게 굽느냐에 따라 풍미가 달라지는 이유는 단순한 기분 탓이 아니다. 그 뒤에는 과학적 원리가 숨어 있다.

그 비밀은 '마이야르 반응 maillard reaction'에 있다. 마이야르 반응은 단백질이나 아미노산이 환원당과 만나면서 색이 갈색으로 변하고, 풍미가 극대화되는 화학적 과정이다. 마이야르 반응은 음식의 색과 맛을 결정하는 중요한 요소다. 고기뿐만 아니라 구운 빵, 로스팅된 원두, 감자튀김 등 우리가 흔히 접하는 많은 음식이 갈색을 띠는 이유도 마이야르 반응 때문이다.

마이야르 반응은 우리가 고기의 맛을 느끼기 위해 꼭 필요한 과정이다. 고기의 단백질 분자는 인간이 느낄 수 있는 분자의 크기보다 커서 맛을 느낄 수 없다. 하지만 마이야르 반응이 일어나면 단백질이 작은 분자로 분해되면서 우리가 맛을 느낄 수 있게 된다. 당과 반응하는 단백질의 종류에 따라 1,000가지 이상의 새로운 분자가 생성되며, 이로 인해 깊고 풍부한 맛이 형성된다. 불판 위에서 살짝 타면서 그을음이 생긴 고기가 더욱 감칠맛 나는 것도 이 때문이다.

식품의약품안전처에 따르면 마이야르 반응은 175~180℃에서 가장 활발하게 일어난다. 따라서 이 온도를 유지하며 빠르게 굽는 것이 고기를 맛있게 굽는 과학적인 방법이다. 하지만 온도가 200℃ 이상으로 올라가면 발암물질이 포함된 새로운 분자가 생성되며, 200℃를 훌쩍 넘어가면 고기가 형태를 잃고 타버리는 불상사가 발생한다.

하지만 맛과 향을 극대화하는 이 반응은 우리의 혀는 즐겁게 하지만, 몸에는 그다지 유쾌하지 않은 결과를 초래한다. 마이야르 반응은 노화의 원인이 되는 AGEs라는 독소를 만들기 때문이다.

AGEs는 음식 조리나 가공 과정에서 생성된다. 현대인의 식단은 이 물질로 가득 차 있다. 아침에 먹는 시리얼부터 점심과 저녁에 자주 등장하는 볶음, 구이, 삶은 요리까지 거의 모든 음식에 AGEs가 포함되어 있다. 특히 고온에서 장시간 조리할 경우 그 양이 급격히 증가한다. 많은 이들이 즐겨 먹는 바싹 구운 베이컨이나 고기는 AGEs 함량이 특히 높은 대표적인 음식이다.

AGEs는 사실 우리 몸에서도 만들어진다. 혈액 속 포도당이 단백질과 결합하면서 발생하는데 이는 건강을 위협하는 '잘못된 만남'이라 할 수 있다. 당은 단백질 분자를 움직이지 못하게 붙잡아버려서 다양한 문제가 촉발되기 때문이다. 이렇게 변형된 단백질을 '당화되었다'고 표현하며, 이를 최종당화산물이라 부른다.

AGEs가 체내에 축적되면 세포 기능을 저하시켜 면역력을 떨어뜨리고 노화를 촉진한다. 염증성 사이토카인의 분비를 유도하는 탓이다. 이제 잘 알다시피 염증은 모든 노화 및 노화 관련 질환의 주요 원인이다.

AGEs의 축적은 나이가 들수록 활발해지고, 이는 우리 몸의 조직과 장기를 서서히 변화시킨다. 이때 마이야르 반응이 음식을 갈색으로 변화시키듯, 우리 몸이 갈색으로 변하기도 한다. 늑연골이 대표적인 예다. 다양한 연령대의 기증자로부터 부검을 통해 분리된 늑연골을 나이 순으로 정리한 실험이 있었다. 나이에 따른 변화를 살펴보면 어릴수록 하얗고, 나이가 들수록 갈색으로 변화하는 것을 알 수 있었다. 마이야르 반응은 눈 안에서도 나타난다. AGEs의 침착과 수정체 단백질의 변형이 발생하면 원래는 맑고 투명하던 수정체가 점점 황갈색으로 변하게 된다. 이렇게 생기는 질환이 바로 백내장 같은 노인성 안질환이다.

마이야르 반응이 시르투인 sirtuins이라는 단백질 효소군에 영향을 준다는 증거도 있다. 시르투인은 대사 균형 유지, 스트레스 대응, DNA 복구 등 생명 유지에 핵심적인 과정과 연관된 중요한 단백질이다. 이는 '장수 단백질'로 불릴 만큼 노화와 깊이 연관되어 있다. 그러나 AGEs가 쌓이면 이 시르투인의 기능이 저하되면서 염증과 산화 스트레스가 증가할 수 있다. 이는 세포 손상을 가속화하고, 노화를 촉진한다.

AGEs는 특히 당뇨병 환자에게 많이 생성된다. 당뇨병 환자는 혈당 조절이 어려워 혈액 속 포도당이 단백질과 결합해 AGEs가 생성되기 쉽다. 이로 인해 말초 신경에 AGEs가 축적되면 신경의 미엘린도 당화된다. 미엘린은 신경섬유를 감싸는 물질로, 이것이 당화되면 신경 기능에 영향을 미칠 수 있다.

문제는 당뇨병 환자에게 AGEs가 특히 치명적이라는 점이다. 크고 점도가 높은 AGEs는 좁은 모세혈관을 통과하지 못해 혈액순환을 방해하고, 조직은 산소와 영양분의 공급이 부족한 상태에 놓인다. 이런 과정이 반복되면 시력 저하, 신장질환, 심지어 발이나 다리 절단까지 이어질 수 있다. 실제로 연구를 살펴보면 AGEs 수치가 높은 당뇨병 환자는 관상동맥질환 발병률과 사망률이 높으며 심장 기능이 저하되는 경향을 보인다.[24]

이처럼 마이야르 반응으로 축적된 AGEs는 노화를 가속화하고 다양한 노화 관련 질환을 유발하는 주요 요인 중 하나다. 특히 과당은 포도당보다 마이야르 반응을 7배 더 빨리 일으켜 AGEs 축적을 가속화한다. 과당의 과도한 섭취는 체내 염증과 노화를 촉진하는 가속 페달을 밟는 것과 같다. 우리는 포도당과 과당 중에서도 과당의 과도한 섭취를 주의해야 한다. 여기서 특히 조심해야 할 것은 액상 과당이다. 가공식품과 음료에 흔히 들어가는 형태의 당으로, 과일 등에 존재하는 천연 과당보다 더 빠르게 흡수되고, 당화 반응도 더욱 촉진한다.

다만 비만이나 당뇨, 심혈관질환의 모든 원인을 과당 하나로 단정 지을 수는 없다. 과거 원시 인류는 겨울을 대비해 지방을 비축할 수 있는 과당이 풍부한 과일을 활용했고, 이는 부족한 식량을 보충하는 중요한 생존 전략이었다. 특히 지방은 탄수화물보다 더 오랫동안 저장이 가능하고, 칼로리 밀도도 높아 생존에 유리한 에너지원이었다. 단지 현대 사회에서는 과당을 쉽게 섭취할 수 있게 되면서 건강을 위협하는 요소로 바뀐 것이다. 따라서 '과당이 나쁘다'고 단정 짓는 것보다는 이를 중심으로 생활습관을 개선하고, 관리하는 것이 더욱 중요하다.

Tip. 설탕과 AGEs, 누가 더 해로울까?

설탕과 AGEs는 모두 인슐린 저항성과 만성 염증을 악화시키는 주요 원인이다. 설탕을 과다 섭취하면 혈당이 급격히 상승하면서 인슐린 저항성이 유발되고, 이로 인해 만성 염증도 함께 촉진된다. 과당 같은 단당류는 간에서 대사되는 과정에서 지방 생성을 증가시키고, 이 역시 인슐린 저항성과 염증 반응을 더욱 악화시킨다.

AGEs 역시 인슐린 신호를 방해하고 염증을 유발해 인슐린 저항성을 심화시킨다. AGEs는 체내에서 자연적으로 생성되기도 하지만 가공식품이나 튀김, 구운 음식 등 고온에서 조리된 음식을 통해 더 많이 축적된다.

설탕과 AGEs 중 어느 하나가 더 해롭다고 단정할 수는 없다. 그 영향은 개인의 식습관, 생활환경, 유전적 요인에 따라 달라질 수 있기 때문이다. 따라서 중요한 것은 둘 중 무엇이 더 나쁘냐를 따지는 것이 아니라 2가지에 대한 과도한 노출을 줄이고 건강한 식생활을 유지하는 것이다.

하루 10g의 설탕이
생물학적 나이를 바꾼다

최근 설탕과 노화의 연관성을 밝혀낸 흥미로운 연구가 발표됐다. 미국 캘리포니아 대학교 샌프란시스코 캠퍼스 연구진은 여성 350명을 대상으로 식습관이 후성유전학적 시계에 어떤 영향을 미치는지 조사했다. 연구 결과 식단이 건강할수록 세포가 더 젊고 첨가당을 섭취할 때마다 생물학적 나이가 증가한다는 사실이 드러났다.[25] 연구진은 "후성유전학적 패턴이 가역적이기 때문에 하루 첨가당 섭취를 10g 줄이면 생물학적 나이를 2.4개월 전으로 되돌리는 것과 같다."고 설명했다.

그렇다면 첨가당 10g은 어느 정도일까? 콜라는 200ml 기준으로 20g의 첨가당을 포함하고 있다. 과자, 아이스크림, 각종 향이 나는 우유 등도 당류 10g을 쉽게 넘긴다. 이를 미루어봤을 때, 우리가 일상에서 자주 먹는 과자나 음료수 등만 줄여도 노화를 되돌릴 수 있다는 사실을 알 수 있다. 이 연구 결과는 노화를 막고 젊은 외모를 유지하려면 무엇보다 먼저 설탕을 줄여야 한다는 점을 명확히 보여준다.

설탕은 단지 겉모습만 늙게 만드는 게 아니라 몸속 깊은 곳까지 영향을 미친다. 앞서 포도당과 과당은 각각 다른 방식으로 대사되어 우리 몸을 손상시키고 노화를 촉진시킨다고 했다. 설탕은 포도당과 과당, 두 당의 해로운 영향력을 모두 가지고 있어 혈관, 장기, 면역계, 대사 기능 전반에 걸쳐 우리 몸을 안에서부터 서서히 망가뜨린다.

이처럼 달콤한 독은 여러 곳에 노화의 폭탄을 숨겨놓는다. 이 폭탄이 터지면 노화가 가속화되기만 하는 것이 아니라 여러 질병이 발생할 수 있고, 심각한 경우 목숨까지 위협할 수 있다. 따라서 설탕의 섭취를 줄이는 것이 건강을 지키고 노화를 방지하는 데 중요한 첫걸음이다.

당폭탄이
몸속 호르몬을 교란시킨다

설탕이 우리 몸에 미치는 영향을 이해하려면 호르몬의 역할을 살펴봐야 한다. 인체 기관은 수많은 호르몬으로 정교하게 연결되어 있다. 이들 호르몬은 서로 협력하여 신체 기능을 조율하고 균형을 유지한다. 오케스트라의 악기들이 조화롭게 연주하는 것처럼 호르몬은 각각의

Tip. 피부는 설탕을 먹고 늙는다

최근 연구들은 과도한 설탕 섭취가 피부 노화는 물론 여드름이나 각종 트러블의 원인으로 작용한다는 점을 지적하고 있다.

이 과정을 제대로 이해하려면 먼저 설탕이 혈당과 인슐린 수치에 어떤 변화를 일으키는지 살펴봐야 한다. 설탕을 많이 섭취하면 혈당이 급격히 상승하고 인슐린이 과도하게 분비된다. 인슐린은 원래 피부 세포의 재생을 돕는 역할을 하지만, 과도하게 분비되면 염증을 유발하고 콜라겐 분해를 촉진한다. 콜라겐은 피부의 탄력과 건강을 유지하는 핵심 요소인데, 이 과정이 반복되면 주름이 생기고 피부가 칙칙해지며 여드름과 같은 트러블이 증가할 수 있다.

설탕이 유발하는 또 하나의 문제는 AGEs 생성이다. AGEs는 피부 탄력 유지에 중요한 콜라겐과 엘라스틴에 달라붙어 구조를 손상시킨다. 피부는 탄력을 잃고 늘어지며 주름도 더 깊어진다. 설탕을 많이 먹을수록 피부 노화는 그만큼 더 빨라질 수밖에 없다.

그렇다면 설탕을 줄이면 피부는 어떻게 달라질까? 혈당과 인슐린 수치가 안정되면서 피부 건강도 함께 좋아질 수 있다. 염증이 줄어들면 여드름이나 트러블이 덜 생기고 콜라겐이 보호되면서 피부 탄력도 유지된다. 또 AGEs 생성이 줄어들어 노화 속도가 느려지고 피부톤이 더 맑고 투명하게 개선될 수 있다.

피부 건강을 위해 설탕을 완전히 끊을 필요는 없다. 하지만 조금만 줄여도 눈에 띄는 변화를 느낄 수 있다. 설탕이 들어간 음료나 가공식품을 덜 먹고, 과일, 채소와 같은 신선한 식품을 자주 챙겨 먹는 것만으로도 피부는 달라진다. 또 혈당이 갑자기 치솟지 않도록 정제탄수화물 대신 섬유질과 영양소가 풍부한 복합탄수화물을 선택하는 것도 좋은 방법이다.

역할을 맡아 신체 기능을 조율하며 균형을 유지하는 것이다. 그러나 설탕은 이 호르몬들의 조화를 깨뜨린다. 특히 우리 몸에서 가장 중요한 호르몬 중 하나인 인슐린의 기능을 방해한다.

많은 사람이 인슐린을 혈당 조절 호르몬으로만 알고 있지만, 사실 인슐린은 세포의 에너지원 흡수, 지방 대사, 단백질 합성, 식욕 조절까지 광범위한 역할을 담당한다. 특히 인슐린은 췌장에서 분비되어 혈액 속의 포도당을 세포로 이동시킨다. 이를 통해 세포는 미토에서 ATP를 생성하여 필요한 에너지를 얻을 수 있다. 인슐린이 부족하거나 제 기능을 하지 못한다면 혈당 수치가 상승하면서 온몸의 세포들이 기능 장애를 일으키고, 그 결과 다양한 질환들이 발생할 수 있다.

또한 인슐린은 포만감을 유도하는 렙틴 leptin과도 밀접하게 연관되어 있다. 인슐린이 제대로 기능하지 않으면, 렙틴의 작용도 저하된다. 렙틴은 지방세포에서 분비되어 뇌에 지방 상태를 전달하고, 이 신호에 따라 식욕과 에너지 소비를 조절하는 호르몬이다. 하지만 인슐린 저항성이 생기면 렙틴 호르몬의 신호가 뇌에 제대로 전달되지 않는다. 이로 인해 뇌는 지방이 부족하다고 착각하고 계속해서 먹으라는 신호를 보낸다. 과식을 부르고 인슐린 저항성의 위험을 높이는 것이다. 이처럼 인슐린과 렙틴의 불협화음은 우리 건강을 위협할 수 있다.

인슐린의 중요한 역할 중 하나는 지방 대사와 단백질 합성이다. 인슐린은 지방조직에서 지방산으로의 전환을 돕고 근육에서는 아미노산을 이용해 단백질을 합성하게 한다. 이처럼 인슐린은 우리 몸의 에너지 대사를 관리하고 중요한 영양소들이 세포로 흡수되도록 돕는다.

Tip. 포만감을 전달하는 몸속 메신저, 렙틴

지방세포에서 분비되는 호르몬인 렙틴의 주된 역할은 몸의 에너지 상태를 뇌에 전달하여 식욕과 에너지 소비를 조절하는 것이다. 체내 지방량이 많아지면 렙틴 수치가 증가하고, 이는 뇌에 '지방이 충분하다'는 신호를 보내 식욕을 억제하고 에너지 소비를 증가시킨다. 반대로 렙틴 수치가 낮아지면 뇌에 '지방이 부족하다'는 신호를 보내 식욕을 증가시키고 에너지 소비를 줄인다. 그러나 비만 등의 원인으로 렙틴 저항성이 발생하면 뇌가 렙틴의 신호를 제대로 인식하지 못해 계속해서 과식을 유도한다. 이는 체중 증가와 비만을 더욱 심화시키는 결과를 낳는다.

간에서 시작된 위기, 전신으로 번지다

인슐린이 제 기능을 하지 못하면 여러 가지 문제가 발생한다. 세포가 인슐린 작용에 둔감해지는 상태를 인슐린 저항성이라고 한다. 이를 열쇠와 자물쇠에 비유하면 쉽게 이해할 수 있다. 건강한 사람은 인슐린이라는 '열쇠'가 세포라는 '문'의 자물쇠에 정확히 맞아 들어가 문이 열리고 포도당이 세포 안으로 자연스럽게 흡수된다. 이렇게 포도당이 세포 안으로 잘 들어가야 혈당이 안정적으로 유지된다.

인슐린 저항성이 생기는 것은 자물쇠가 고장 나거나 뻑뻑해져 열쇠가 맞지 않는 것과 같다. 인슐린은 충분한데 문이 잘 열리지 않아 포도당이 세포 안으로 들어가지 못하고 혈액 속에 쌓이게 된다. 몸은 이를 해결하려고 더 많은 인슐린을 분비하지만, 이는 오히려 대사의 균형을 뒤흔든다. 그리고 이런 상태가 계속되면 혈당 조절이 점점 어려워지고, 결국 제2형 당뇨병 같은 대사질환으로 이어지게 된다.

인슐린 저항성은 왜 발생할까? 이는 미토의 기능 장애와 깊이 연관되어 있다. 에너지를 만드는 미토가 제 역할을 하지 못하면 세포는 포도당과 지방산을 제대로 처리하지 못한다. 이때 처리되지 못한 지방산은 세포 안에 쌓이면서 인슐린 신호를 방해하고 그 결과 인슐린 저항성이 점점 더 심화된다.

특히 간에서의 미토 기능 저하는 인슐린 저항성에 결정적인 영향을 미친다. 간은 혈당 조절과 인슐린 작용을 조절하는 핵심 장기이기 때문이다. 간의 미토가 제대로 작동하지 않으면 혈당 조절 능력이 떨어지고 인슐린 저항성이 발생할 위험이 커진다.

게다가 간에서 미토 기능이 떨어지면 지방산이 제대로 분해되지 못해 축적되고, 이로 인해 MASLD가 생길 수 있다. 간의 대사 기능이 저하되면 포도당 생성량이 늘어나고, 혈당이 더 올라가면서 인슐린 저항성도 악화되는 악순환에 빠진다. 여기에 더해 미토의 기능 저하는 활성산소의 생성도 증가시킨다. 이 활성산소는 염증을 일으키고, 그 염증은 간뿐 아니라 근육과 지방조직에도 영향을 미쳐 인슐린 저항성을 몸 전체로 확산시킨다.

간의 미토의 기능이 떨어지면 포도당이 근육에 제대로 전달되지 않아 근육이 포도당 대신 지방산을 에너지원으로 사용하게 만든다. 문제는 이 과정에서 지방산이 근육 세포에 축적되며, 인슐린 신호 전달을 방해하고 염증을 유발한다는 점이다. 이렇게 되면 근육은 포도당 흡수에 어려움을 겪고, 염증이 심화되면서 인슐린 저항성이 발생한다. 이처럼 간에서 시작된 미토 기능 저하는 근육을 포함한 전신으로 퍼지며, 전반적인 인슐린 저항성을 유발하는 중요한 원인이 될 수 있다.

이처럼 인슐린 저항성은 미토의 기능 저하와 깊은 연관이 있다. 그리고 이 모든 과정을 촉진시키는 핵심적인 원인 중 하나는 과도한 당 섭취다. 설탕 등 정제당을 지나치게 섭취하면 미토는 끊임없이 ATP를 만들어내야 하는 상황에 처하게 된다. 미토의 과부하는 기능 저하로 이어지고 인슐린의 기능이 저하된다. 이러한 대사 혼란은 비만, 제2형 당뇨병, 고혈압, 심혈관질환 등 만성질환으로 이어질 수 있으며, 일부 연구에서는 지속적인 설탕 섭취가 특정 암의 발병 위험까지 높일 수 있다는 가능성도 제기한다. 설탕은 우리 몸의 대사와 노화 속도에 영향을 미치는 복합적 위험 요소다.

달콤한 한입이
간과 뇌를 무너뜨린다

한 조각의 케이크, 한 모금의 탄산음료. 그 달콤함에 취하면 우리가 감당할 수 없을 정도로 쓰디쓴 질환들을 불러온다. 단순당, 특히 과당의 과다 섭취는 간에서 지방 합성을 촉진해 지방간질환의 주요 원인이 된다. 간 기능이 악화되면 지방간에서 간경화, 간암으로 진행될 수 있으며, 동시에 비만과 대사 증후군 위험도 높아진다.

간을 망치는 건 술이 아니라 설탕이다

MASLD는 현대인의 대사 건강과 밀접하게 연결된 질환이다. 예전에는 '비알코올 지방간질환(Non-Alcoholic Fatty Liver Disease,

NAFLD)'이라고 불렸다. 기존에는 음주 여부를 기준으로 진단했지만, 이 방식은 대사 기능의 문제를 제대로 반영하지 못한다는 지적이 이어졌고, 최근 들어 MASLD라는 이름으로 새롭게 정의되었다. 이 질환은 비만, 고지혈증, 대사 증후군, 고혈압, 심혈관질환, 당뇨병, 노화 등 다양한 만성질환과 연관되어 있으며, 전 세계적으로 유병률이 21~44%에 이를 만큼 매우 흔하다.

MASLD의 주요 원인 중 하나는 과도한 당, 특히 과당의 섭취다. 과당은 간에서 대사될 때 알코올과 유사한 경로를 거치면서 독성 부산물을 생성해 산화 스트레스와 활성산소를 증가시킨다. 이 과정에서 미토 기능이 저하되면 지방 대사가 원활히 이뤄지지 않아 간에 지방이 축적되는 악순환이 발생한다. 시간이 지남에 따라 축적된 지방은 간의 염증 반응을 촉진하며, 이는 지방간에서 지방간염, 간 섬유화, 간경변으로 진행될 가능성을 높인다.

간에 지방이 축적되면 전신 건강과 노화에도 영향을 미친다. 간에 쌓인 지방은 대사 기능에 혼란을 일으키고, 심혈관질환과 당뇨병 위험을 높인다. 실제로 간 이식을 받은 환자들 가운데 생리학적으로 신체가 젊어지는 변화가 보고되기도 한다. 일부 연구에서는 간 이식 후 기존에 앓고 있던 당뇨병, 대사 증후군, 고지혈증 등이 호전되는 사례가 확인되기도 했다. 이는 간 기능이 노화와 밀접하게 연결되어 있을 가능성을 보여주며, 간 건강이 전신 건강을 결정짓는 핵심 요소임을 시사한다.

당뇨병, 전신을 불태우는 침묵의 재앙

과도한 당 섭취로 인슐린 저항성이 발생하면 세포가 인슐린에 적절히 반응하지 못해 혈당 조절이 어려워진다. 이때 췌장은 이를 보완하려고 더 많은 인슐린을 분비하게 되며, 그 결과 혈당 수치가 급격히 오르내리는 불안정한 상태가 반복된다. 이 상황이 장기간 이어지면 췌장 기능이 점차 떨어지고, 결국 제2형 당뇨병으로 이어질 수 있다.

당뇨병 환자는 혈당 조절이 잘되지 않아 고혈당 상태가 이어지는데, 이 상태가 장기간 지속되면 혈관, 신장, 심장 등 신체 전반에 걸쳐 손상이 발생한다. 이로 인해 만성신부전, 신경병증, 당뇨병성 족부병증 등의 심각한 합병증이 유발될 수 있으며, 심한 경우 사지 절단이나 실명, 심혈관질환으로 이어질 위험도 커진다. 또한 지속적인 고혈당은 체내 염증 반응을 촉진하고 면역 기능을 저하시켜 감염성 질환에 취약하게 만든다.

대사 장애는 개별적으로 발생하는 것이 아니라 대부분은 서로 연계되어 발생한다. 시작은 미토의 기능 저하다. 미토의 기능이 저하되어 에너지 생산이 줄고, 산화 스트레스가 증가하면 세포가 손상된다. 이로 인해 간에서 지방 대사가 제대로 이뤄지지 않으면 지방이 축적되고, MASLD가 발생한다. 연쇄적으로 지방간이 악화되면 간의 인슐린 저항성이 증가하고, 이것이 다시 전신의 인슐린 저항성을 악화시키는 악순환이 반복된다. 결과적으로 혈당 조절이 점점 더 어려워지며, 당뇨병과 각종 대사질환의 위험도 함께 커진다.

미토의 기능이 저하되면서 지방간, 그리고 인슐린 저항성이라는 연결고리를 따라 대사질환이 점점 악화되는 것이다.

심장을 조이는 달콤한 고문

정제당 과다 섭취는 LDL 콜레스테롤 증가, 비만, 고혈압 등을 유발해 심장병과 뇌졸중의 주요 위험 요인이 된다. 정제당은 혈관 건강을 악화시키고, 다양한 만성질환과 상호작용하며 건강을 해친다.

인슐린 수치가 상승하면 여러 경로를 통해 혈압을 증가시킨다. 인슐린은 혈관을 수축시켜 혈관 내 직경을 좁히고, 이로 인해 심장은 좁아진 혈관을 통해 혈액을 더 강하게 펌프질해야 한다. 강하게 펌프질하면 혈관 벽에 가해지는 압력이 커질 수밖에 없다. 또한 인슐린이 신장에서 염분과 수분의 배출을 억제해 혈액의 부피를 늘리는데, 이 역시 혈압을 높이는 원인이 된다. 실제로 고혈압 환자의 70%가량에서 인슐린 저항성이 나타난다고 알려졌다.

고혈압이 지속되면 혈관 벽이 점차 손상되고, 탄력을 잃은 혈관은 더욱 좁아지면서 혈류 흐름이 악화되는 악순환에 빠진다. 이로 인해 심장은 더 큰 부담을 지게 되고, 시간이 지나면 협심증, 심근경색, 뇌경색 같은 심각한 심혈관질환으로 이어질 가능성이 높아진다. 특히 체내에 당이 과도하게 존재하면 당화 반응이 혈관 손상을 가속화시켜 합병증 위험을 더욱 높일 수 있다.

뇌를 녹이는 설탕

정제당을 과도하게 섭취하면 뇌에서 인슐린 저항성이 생기고, 알츠하이머병으로 이어질 수 있다. 고혈당 상태가 지속되면 만성 염증과 산화 스트레스로 인해 뇌 기능이 점차 저하된다. 다만, 당 섭취와 치매 발병 간의 연관성은 아직까지 다른 대사질환에 비해 덜 밝혀진 상태다.

앞서 당뇨병은 알츠하이머병과 깊은 연관이 있다고 했다. 알츠하이머병은 전체 치매 환자의 50~70%를 차지하는 가장 흔한 유형으로, 기억력 감퇴를 비롯해 점차적인 인지 기능 저하가 특징이다. 최근 연구에 따르면 알츠하이머병 환자의 뇌에서도 인슐린 저항성이 관찰되고 있으며, 이는 당뇨병과 유사한 병리적 기전이 뇌에서 나타난다는 점을 보여준다.

설탕은 다양한 경로를 통해 알츠하이머병의 발병 위험을 높인다. 고혈당 상태가 지속되면 혈관이 손상되어 뇌로 가는 혈류가 감소하고, 이로 인해 신경세포가 충분한 산소와 영양을 공급받지 못해 인지 기능 저하가 발생할 수 있다. 또 뇌에서도 인슐린 저항성이 생길 수 있는데, 설탕이 그 원인이 될 수 있다. 뇌에 인슐린 신호 전달이 제대로 이뤄지지 않으면, 신경세포 간의 소통이 원활하지 않아 기억력 저하가 더욱 심화된다. 마지막으로 설탕이 부르는 만성 염증 역시 알츠하이머병 발병에 영향을 준다. 당뇨병 환자들은 대개 염증이 높은 편인데, 염증성 사이토카인은 뇌의 혈-뇌장벽 blood-brain barrier 투과성을 높이고, 신경세포 손상을 유발할 수 있다.

실제로 최근 연구를 통해 제2형 당뇨병과 알츠하이머병은 단순한 동반 질환이 아니라, 대사 이상, 염증 반응, 자가포식 기능 저하 등을 통해 서로 밀접하게 연결되어 있다는 사실이 확인되고 있다. 특히 인슐린 저항성과 고혈당은 알츠하이머병의 주요 병리적 특징인 베타 아밀로이드 축적과 타우 단백질 변형에 직접적인 영향을 미칠 수 있다. 또한 자가포식 기능이 떨어지면 뇌 속의 베타 아밀로이드와 타우 단백질을 제대로 제거하지 못해, 알츠하이머병의 진행 속도가 더 빨라지는 것으로 보고되고 있다.[26]

이처럼 당뇨병은 독립적인 치매 위험 요인으로 인정되고 있으며, 인슐린 저항성과 염증 조절이 알츠하이머병 예방 및 치료에 중요한 역할을 할 것으로 기대된다.

달콤함에 중독되면 우울해진다

어느 날 피부질환과 우울감에 시달리며 힘든 나날을 보내는 환자가 찾아왔다. 그 환자의 일상을 자세히 들여다보니 탄산음료와 각종 디저트가 식단의 대부분을 차지하고 있었다. 그래서 다음과 같이 제안했다. "정제된 당부터 끊어보는 건 어떨까요?" 물론 치료도 중요했지만 그 순간 가장 필요한 것은 당과 거리를 두는 것이라고 판단했다. 나는 당의 위험성을 거듭 강조하며 환자가 당 섭취를 줄일 수 있도록 꾸준히 격려했다. 그 결과는 놀라웠다. 피부 상태가 눈에 띄게 개선되었고, 우울한 감정도 크게 줄어든 것이다. 그는 밝은 표정으로 감사 인사를 전하며 진료실을 떠났다.

이 사례는 당이 우리 몸과 마음의 건강과 얼마나 밀접하게 연결되어 있는지를 잘 보여준다. 의문을 가지는 사람도 있을 수 있다. 스트레스를 받을 때 아이스크림이나 떡볶이 같은 단 음식을 먹으면 기분이 좋아지는 느낌이 들기 때문이다. 발렌타인데이에 초콜릿을 선물하는 풍습도 사랑을 전한다는 의미가 있지만, 어쩌면 그 이면엔 감정에 당이 미치는 작용을 이용하는 상업 전략도 숨어 있다.

실제로 단 음식을 섭취하면 기분을 좋게 하는 신경전달물질인 세로토닌이 분비되어 일시적으로 기분이 좋아질 수 있다. 하지만 장기적으로 보면 과도한 당 섭취는 오히려 염증을 유발하고 우울증 위험을 높인다. 정제된 당을 섭취하면 혈당이 빠르게 올랐다가 급격히 떨어지는 혈당 스파이크 현상이 발생하는데, 이것이 반복되면 에너지가 저하되면서 우울감이 든다. 장기적인 과도한 당 섭취는 우울증의 주요 원인 중 하나인 체내 염증을 증가시키며, 기분 조절에 관여하는 세로토닌과 도파민의 균형을 무너뜨린다. 나아가 장내 미생물의 다양성을 감소시켜 장-뇌축 gut-brain axis 기능을 저하시킨다.

설탕이 포함된 음식을 자주 섭취하는 성인은 우울증 발생 위험이 더 높다. 미국 성인을 대상으로 한 연구에서는 하루 100g의 설탕을 추가로 섭취할 경우, 우울증 위험이 28% 증가할 수 있다는 사실이 밝혀진 바 있다.[27] 만성적인 우울감과 질병에 시달리고 있다면 탄산음료, 과자, 빵 등 정제된 당이 많이 함유된 음식부터 과감히 줄여보자. 설탕 섭취를 줄이면 정신적·신체적 건강을 더욱 안정적으로 유지할 수 있다. 특히 수면 패턴 변화, 통증에 대한 과민 반응 등 우울증의 일반적인 증상을 경험하고 있다면, 설탕 섭취량을 점검해보길 권장한다. 설탕 섭취를 줄이는 것만으로도 체내 염증을 감소시키고 몸과 마음에 긍정적인 변화를 가져올 수 있다.

암세포는 설탕을 먹고 자란다

미토가 정상적으로 작동하지 않으면 세포 대사가 비정상적으로 변하고, 이는 암세포의 성장과 악성화를 촉진할 수 있다. 실제 연구에서는 암세포의 미토를 정상 세포에 이식했을 때 그 세포가 암세포로 변했고, 반대로 정상 미토를 암세포에 주입하면 종양 특성이 사라지는 결과가 나타났다.[28] 이는 미토가 암을 억제하거나 촉진하는 조절자일 수 있다는 점을 보여준다.

설탕은 인슐린 저항성을 유발해 암 발생 위험을 더욱 높인다. 인슐린 저항성이 발생하면 인슐린이 과다 분비되고 고인슐린혈증 상태가 지속된다. 인슐린은 세포 성장과 증식을 유도하는 신호를 전달하는데 암세포는 인슐린과 인슐린 유사 성장인자 IGF-1에 민감하게 반응해 더 빠르게 성장하고 전이된다. 실제로 일부 암세포에서는 인슐린 수용체가 과도하게 발현되는 경우도 확인되고 있으며, 최근 고인슐린혈증과 IGF-1 증가가 유방암, 대장암, 간암, 췌장암 등 다양한 암과 연관된다는 연구도 다수 발표되고 있다.[29]

만성 염증도 빼놓을 수 없다. 설탕 섭취로 인해 미토의 기능이 저하되고 염증성 사이토카인이 증가하면 암세포가 성장하기 쉬운 환경이 조성된다. 설탕은 미토의 기능을 손상시키고, 인슐린 저항성과 염증을 유발해 암 발생을 촉진하는 주요 위험 요인이다.

인슐린 저항성과 만성 염증은 떼려야 뗄 수 없는 관계다. 이 2가지는 서로를 강화하며 악순환을 만들어내고, 결국 각종 질환을 유발한다. 만성 염증이 지속되면 인슐린 신호 전달이 방해를 받아 인슐린 저항성이 심화된다. 반대로 인슐린 저항성이 생기면 체내 염증 수치가 더욱 증가해 만성 염증을 악화시킨다. 끝없이 되풀이되는 악순환의 고리가 형성되는 것이다.

둘 중 어느 것이 먼저일까? 이는 '닭이 먼저냐, 달걀이 먼저냐?'와 같은 문제로, 의학계에서도 명확한 합의에 도달하지 못했다. 다만, 특정 맥락에서 원인을 구분해볼 수 있다. 만성 염증이 먼저라는 입장은 지방조직의 염증, 감염, 환경적 요인, 스트레스 등으로 인해 염증이 증가하면 염증 매개 물질이 인슐린 신호 전달을 방해해 인슐린 저항성을 유발할 수 있다는 점을 짚는다. 그리고 인슐린 저항성이 먼저라는 입장은 인슐린 저항성이 발생하면 혈당과 인슐린 수치가 높아지고, 이로 인해 대사적 스트레스가 증가해 염증 반응이 촉진될 수 있다고 본다.

중요한 것은 원인을 따지는 것보다 이 악순환의 고리를 끊는 것이다. 만성 염증과 인슐린 저항성이 결합하면 그 파급력은 훨씬 커지며, 제2형 당뇨병을 비롯한 각종 대사질환을 유발하고, 심각할 경우 생명을 위협할 수도 있다. 악순환을 끊기 위해 가장 먼저 신경 써야 할 것은 미토의 기능 저하를 예방하는 것이다. 미토 건강을 유지하려면 그중에서도 설탕 섭취를 줄이는 것이 핵심이다. 달콤한 유혹에서 벗어날 때 비로소 몸을 갉아먹는 악순환의 시작점을 끊어낼 수 있다.

Tip. 인공감미료는 괜찮다고요?

설탕의 악영향을 피하기 위해 많은 사람이 인공감미료로 눈을 돌리고 있다. 지인들도 내게 "제로슈가는 괜찮지 않나요?"라고 자주 묻곤 한다. 하지만 이 질문에 선뜻 고개를 끄덕이긴 어렵다. 인공감미료에 대한 연구는 여전히 진행 중이며, 과도하게 섭취하면 다양한 부작용이 생길 수 있다고 보고되고 있기 때문이다.

인공감미료는 단맛에 대한 민감도를 높여 오히려 단 음식을 더 찾게 만들 수 있다는 지적이 있다. 또한 일부 연구에서는 인공감미료가 장내 미생물 생태계를 변화시켜 대사 건강에 악영향을 미칠 수 있다는 사실도 밝혀졌다.

또 다른 연구에서는 인공감미료가 비만과 심혈관질환의 위험을 높일 수 있다는 가능성도 제기됐다. 스웨덴 카롤린스카 의대 연구팀의 동물실험 결과, 아스파탐은 신경세포를 자극해 인슐린 분비를 촉진하고, 동맥에는 지방 플라크가 쌓이는 현상이 관찰됐다. 다만 이는 동물실험 결과로, 인간에게도 같은 영향을 미치는지에 대해서는 더 많은 연구가 필요한 상황이다.

아울러 일부 연구에서는 오히려 인공감미료가 체중 증가와 인슐린 저항성을 유발할 수 있다고 경고하기도 했다. WHO 역시 2023년, 장기간 인공감미료를 섭취하는 것이 건강에 부정적인 영향을 줄 수 있다며 섭취량을 조절할 것을 권고한 바 있다.

인공감미료를 소량 섭취하는 것은 일반적으로 안전하다고 여겨지지만, 과도한 섭취는 다양한 건강 문제를 불러온다. 따라서 설탕을 줄이겠다는 이유로 인공감미료로 대체하는 것은 최선이 아닐 수 있다. 모든 인공감미료가 해롭다고 단정할 수는 없지만, 가능한 한 자연 그대로의 식품을 고르는 것이 결국 더 나은 선택일 것이다. [표6]에서 보듯 인공감미료는 이렇게나 다양하다.

인공감미료	아스파탐 aspartame 아세설팜칼륨 acesulfame-k 수크랄로스 sucralose 사카린 saccharin 네오탐 neotame 아드반탐 advantame
천연감미료	스테비아 steviol glucosides 나한과 luo han guo extract 토마틴 thaumatin
당알코올	자일리톨 xylitol 소르비톨 sorbitol 에리스리톨 erythritol 말티톨 maltitol

[표6] 감미료의 종류

4장

혈액 속 노화 시계를 초기화하라

염증을 조절하면
감정, 탈모, 불면도 해결된다

　우리 몸을 장작에 비유한다면, 시간의 흐름은 작은 불씨와 같다. 불에 사그라드는 장작처럼 세월은 서서히 우리 몸을 사그라들게 만든다. 세월이 작은 불씨라면 염증은 기름이다. 서서히 타고 있던 장작에 기름을 붓는 순간, 불꽃은 급격히 커져 금세 재로 변한다. 만성 염증을 방치하는 것은 바로 장작에 기름을 쏟는 행위와 같다.

　그렇다면 이미 타버린 장작에 우리는 무엇을 할 수 있을까? 뒤늦게 물을 붓거나 소화기를 사용해도 까맣게 재가 되어버린 장작은 되돌릴 수 없다. 우리 몸도 마찬가지다. 염증으로 인해 빠르게 노화하고 질병에 시달리는 상태에서 아무리 그에 대응하는 치료를 한다 해도 소용이 없다. 염증을 간과한 채로 노화를 늦출 수 없다. 상세히 서술하겠지만, 혈액의 상태를 무시하고 노화를 이야기할 수도 없다.

우리 몸을 고기 굽는 과정에 빗대어볼 수도 있다. 불 위에 고기를 올려두면 천천히 익어가지만, 기름이 떨어지는 순간 불길이 확 치솟아 고기가 순식간에 타버린다. 염증도 이와 같다. 세월이 흐르면 몸이 서서히 변화하는데, 염증이 더해지는 순간 신체는 급격한 손상을 입고, 노화 속도도 눈에 띄게 빨라진다.

염증부터 잡지 않으면
모든 치료가 헛수고다

[그림2]를 보면 우리 몸의 건강 유지가 어떻게 이루어지는지를 잘 보여준다. 최신 치료를 받더라도, 기초가 되는 1층, 즉 염증 관리와 혈당, 인슐린, 호르몬 균형, 수면의 질 같은 기본 요소들이 무너지면 그 효과를 충분히 발휘하기 어렵다. 마치 기초가 약한 토대 위에 좋은 자재로 집을 지어도 쉽게 흔들리는 것처럼 몸도 마찬가지다. 줄기세포, 미토콘드리아 기능 강화, 세놀리틱스, mTOR(세포 성장, 증식, 단백질 합성, 대사 조절을 담당하는 핵심 단백질 효소) 억제 치료 같은 첨단 치료법도 결국 이 '기본 토대' 위에서만 빛을 발할 수 있다.

나는 20년간 줄기세포 치료를 연구하며 시행하고 있시만, 궁극의 치료법으로 주목받는 줄기세포 치료 역시 예외가 아니다. 줄기세포는

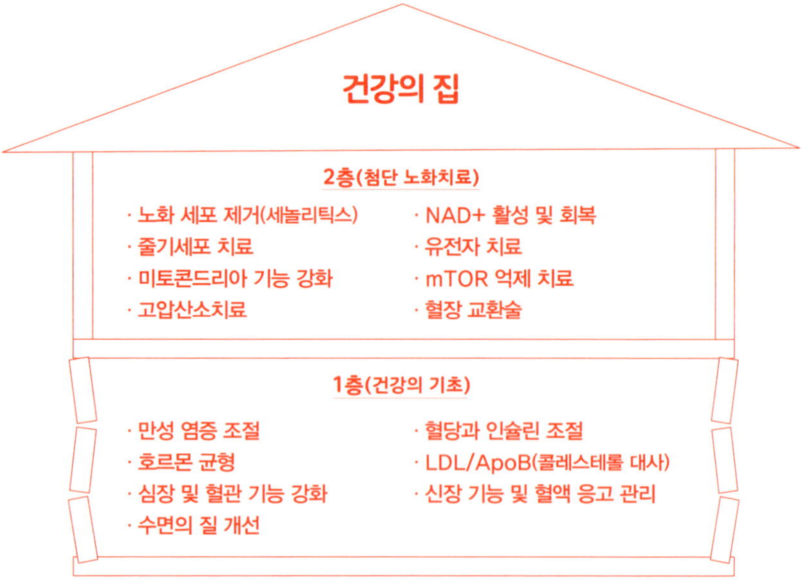

건강의 집

2층(첨단 노화치료)
- 노화 세포 제거(세놀리틱스)
- 줄기세포 치료
- 미토콘드리아 기능 강화
- 고압산소치료
- NAD+ 활성 및 회복
- 유전자 치료
- mTOR 억제 치료
- 혈장 교환술

1층(건강의 기초)
- 만성 염증 조절
- 호르몬 균형
- 심장 및 혈관 기능 강화
- 수면의 질 개선
- 혈당과 인슐린 조절
- LDL/ApoB(콜레스테롤 대사)
- 신장 기능 및 혈액 응고 관리

[그림2] 건강의 집

손상된 조직을 회복하고 신체 기능을 개선하는 데 도움을 줄 수 있다. 그러나 줄기세포 시술이 항상 효과적인 것은 아니며, 그 결과는 여러 요인에 따라 달라진다. 연구를 살펴보면 줄기세포 치료가 효과를 발휘하려면 몇 가지 중요한 조건이 필요하다.

첫째, 줄기세포는 적절하게 처리되고 배양되어야 한다. 둘째, 줄기세포의 투여량은 환자의 상태에 맞게 신중하게 조정되어야 한다. 셋째, 환자의 몸 상태가 치료에 적합해야 한다. 특히 체내 염증 지표가 높을 경우 줄기세포가 본래의 기능을 제대로 수행하기 어려울 수 있다. 염증 노화의 지속을 막지 못하면 아무리 높은 품질의 줄기세포가 투여

되더라도 기대하는 치료 효과를 충분히 얻기 어려울 수 있다.

안타깝게도 국내에서 줄기세포 치료는 여러 제약이 따른다. 하지만 환자들에게 최대한 도움을 주고 싶어 고민하던 중 환자들의 혈액검사 결과를 100건 이상 분석해보았다. 그런데 흥미롭게도 줄기세포 치료를 원한 대부분 환자에게서 공통으로 높은 염증 수치가 관찰됐다. 이를 계기로 염증 관리가 치료의 핵심 요소가 될 수 있다는 사실을 깨닫고 염증 조절 치료에 집중하기 시작했다. 줄기세포 치료에 염증 주사 치료를 병행하면 훨씬 더 나은 효과를 얻을 수 있다는 것을 확인했다. 이를 보여주는 한 사례를 소개하고자 한다.

한 환자는 손발이 유난히 차고, 수면제 없이는 잠을 잘 수 없을 정도로 불면증이 심해 극심한 피로를 호소하며 내원했다. 심지어 한여름에도 핫팩을 손에서 놓지 못할 정도로 손발이 차가웠으며 감기를 달고 살았다. 처음에는 줄기세포 치료를 받고 증상이 다소 완화되었지만, 여전히 불편함이 남아 있었다. 그런데 염증 치료를 병행하자 손발이 따뜻해져 핫팩 없이도 생활할 수 있을 정도로 개선되었을 뿐만 아니라 잠도 잘 자게 되었다. 치료를 마치며 환자는 이렇게 말했다. "예전 같으면 이런 일정은 감당도 못 했을 텐데, 줄기세포와 염증 주사 치료 후엔 해외 출장을 다녀와도 시차 적응이 훨씬 수월해졌어요."

나는 이 환자를 통해 염증은 단순한 증상이 아니라 몸의 근본적인 균형을 무너뜨리는 요인으로 이 균형을 바로잡아야만 진정한 치유가 가능하다는 사실을 실감했다. 염증은 노화를 가속화하는 주요 요인이다. 이를 제대로 다루지 않고는 탈노화를 논할 수 없다. 또한 아무리 뛰어난 치료법도 기본적인 염증 관리 없이 효과를 기대하기 어렵다. 당신이 탈노화에 이르고 싶다면 이를 꼭 기억하길 바란다.

세로토닌과 도파민, 노화에 영향을 미친다

세로토닌과 도파민은 감정과 기분을 조절하는 데 중요한 역할을 한다. 세로토닌은 마음의 안정과 만족감을 조절하고, 도파민은 동기부여와 쾌감을 유도한다. 이렇게 감정에 영향을 주는 공통점으로 잘 알려져 있지만, 최근 연구들은 이 두 호르몬이 또 하나의 놀라운 공통점을 가지고 있다는 사실을 밝혀냈다. 바로 노화에 중요한 영향을 미친다는 점이다.

앞서 살펴봤듯 세로토닌은 염증과 깊은 관련이 있다. 세로토닌 수치가 낮아지면 염증을 조절하는 기능이 약해지고, 이로 인해 체내에는 만성적인 염증 상태가 이어진다. 또한 세로토닌은 혈관의 수축과 이완을 조절하여 심혈관 건강을 유지하는 데 중요한 역할을 한다. 나이가 들수록 혈관의 탄력이 떨어지고 기능이 저하되면서 고혈압, 동맥경화 등 질환의 발생 위험이 커지는데 이 과정에는 세로토닌 신호 전달의 약화도 하나의 요인으로 작용한다. 실제로 일부 연구에서는 세로토닌 수치가 높은 사람일수록 더 오래 사는 경향이 있다는 결과도 보고된 바 있다.

세로토닌은 뇌에서도 중요한 역할을 한다. 신경세포 간의 연결을 촉진하고, 뇌 기능을 안정적으로 유지하는 데 기여한다. 세로토닌 신호가 약해지면 신경세포를 보호하는 기능이 떨어져서 기억력 저하와 인지 기능 감퇴가 빠르게 진행될 수 있다. 따라서 알츠하이머병이나 파킨슨병과 같은 퇴행성 뇌질환에서는 세로토닌 수치가 급격히 감소하는 경향이 자주 관찰된다.

도파민은 흔히 뇌에서 기쁨이나 보상을 느끼게 하는 물질로 알려져 있지만, 실제로는 운동 기능, 대사 조절, 에너지 생산 등 신체 전반에 걸쳐 중요한 역할을 하는 신경전달물질이다. 노화가 진행되면 도파민을 분비하는 신경의 활동이 점차 감소하고, 다양한 생리 기능의 저하로 이어진다. 가장 두드러진 변화는 운동 능력의 저하다. 도파민 신경세포가 손상되면 나타나는 대표적인 질환이 파킨슨병이지만, 도파민 수치의 감소는 질병이 없는 일반적인 노화 과정에서도 흔히 발생한다. 도파민 신호가 줄어들면 근육 조절 능력이 떨어지고 반응 속도가 느려지며, 균형 감각도 저하된다. 이러한 변화는 결국 근감소증과 근력 저하로 이어지고, 신체 기능이 빠르게 약화되면서 '노쇠' 상태가 된다.

여기에 더해 도파민은 미토 기능과 에너지 대사 조절에도 핵심적인 역할을 한다. 도파민 신호가 약해지면 세포 내 에너지 생산 효율이 떨어지고, ATP 생성량이 감소하면서 전반적인 신체 활력이 저하된다. 특히 도파민은 갈색 지방 조직의 활성화에 관여하여 대사율을 높이고 지방 연소를 촉진하는데 이 기능이 약화되면 체지방이 쉽게 축적되고, 비만이나 인슐린 저항성 같은 대사질환의 위험도 함께 커진다.

흥미로운 점은 세로토닌과 도파민이 각각 독립적으로 작용하는 것이 아니라 서로 균형을 이루며 신체 기능을 조절한다는 것이다. 세로토닌이 부족하면 염증이 증가하고 혈관 기능이 저하된다. 도파민이 줄어들면 운동 능력과 대사 기능이 떨어진다. 이 두 물질이 동시에 감소할 때 신체적 쇠약은 물론 우울감, 무기력, 동기 저하 같은 정신적 증상까지 겹치며 전반적인 삶의 질이 급격히 낮아질 수 있다. 따라서 건강한 노화를 위해서는 세로토닌과 도파민의 균형을 잘 유지하는 것이 무엇보다 중요하다.

면역 치료로 흰머리가 다시 검어지다니!

"염증 때문에 그렇습니다." 피부과 의사로서 가장 많이 하는 말 중 하나다. 모든 피부질환이 염증과 연관되어 있기 때문이다. 피부질환은 크게 종양과 염증으로 나눌 수 있다. 바꿔 말하면 피부암을 제외한 모든 피부질환이 곧 염증질환이라는 의미다. 아토피피부염, 온갖 접촉피부염, 여드름, 기미 등 우리가 흔히 알고 있는 피부질환뿐 아니라 탈모 특히 원형탈모증(이 질병은 자가면역질환이다) 역시 염증과 밀접한 관련이 있다. 그래서 피부질환은 대개 염증을 조절하는 치료만으로도 증상이 놀랄 만큼 호전되는 경우가 많다.

나는 면역 조절 주사 치료를 진행하면서 염증이 신체 전반의 기능과 얼마나 깊이 연결되어 있는지를 실감할 만한 사례들을 수없이 경험해왔다.

2019년, 전 세계적으로 저명한 의료진이 모이는 세계 최대 규모의 국제학술대회 AMWC에 참석하기 위해 모나코의 몬테카를로로 향했다. 내가 강연을 마치자 독일의 한 의사가 나에게 환자를 의뢰했다. "68세 여성입니다. 10년 전과 6년 전 두 번의 신장이식을 한 후 면역억제제, 타크로리무스 tacrolimus, 미코페놀산 myfortic, 스테로이드 steroid를 복용하고 있습니다." 의사는 환자의 정보를 전하며 최근 자가면역질환으로 인해 원형탈모가 생겨 여러 치료를 시도했지만, 효과가 없었다고 말했다.

이 환자에게 나는 국소 주사 치료와 줄기세포 치료를 병행하며 면역 조절 치료를 시작했다. 그리고 얼마 지나지 않아 예상치 못한 변화가 일어났다. 건강 상태가 전반적으로 호전된 것은 물론, 신장 기능의 회복을 나타내는 크레아티닌 creatinine 수치도 눈에 띄게 감소했다. 무엇보다 그녀가 가장 힘들어하던 원형탈모 증상이 눈에 띄게 완화됐다. 치료가 마무리될 즈음 환자는 기쁜 마음으로 자신의 사진을 보내왔다. 치료 전후를 비교해 보니 확연한 차이가 보였다. 이 사례를 통해 나는 다시 한번 확신했다. 염증 관리만 제대로 해도 우리 몸은 예상보다 훨씬 더 극적인 변화를 만들어낼 수 있다는 것이다. 그리고 자가면역질환과 관련된 탈모도 예외는 아니다.

심지어 머리카락 색깔까지 변하는 현상을 목격했다. 운동선수에게 면역 조절 치료가 어떤 영향을 미칠지 궁금하던 차에, 한 야구선수를 소개받아 치료를 진행했다. 예상대로 컨디션이 전반적으로 좋아졌다고 말했다. 하지만 더 흥미로운 변화는 그의 머리카락에서 나타났다.

다른 환자들에게 면역 조절 치료를 진행했을 때도 비슷한 변화가 관찰됐다. 물론 모든 사람이 머리가 검어지는 건 아니었지만, 약 5~10%는 실제로 머리카락이 점점 어두운색을 띠기 시작했다. 나는 이 변화를 몸이 전반적으로 회복되면서 나타난 긍정적인 반응으로 해석한다. 실제로 머리카락 색이 변하지 않은 사람들도 있었지만 이들 역시 수면의 질이 개선되거나 건강 지표가 전반적으로 좋아지는 변화를 경험했기 때문이다. 염증을 줄이면 우리 몸은 생각보다 훨씬 더 많은 긍정적인 변화를 만들어낼 수 있다는 것을 다시 한번 확인한 순간이었다.

흰머리가 다시 검은색 머리로 돌아가는 것은 겨울잠을 자던 멜라닌 세포가 깨어나는 것과 같다. 멜라닌은 머리카락의 색을 결정하는 색소로, 나이가 들수록 이 색소를 만들어내는 모낭 속의 멜라노사이트 세포가 점차 기능을 잃거나 감소한다. 나이가 들면서 머리카락의 색이 서서히 흰색으로 바뀌는 이유가 바로 이 세포 때문이다. 따라서 머리카락이 다시 검게 변했다는 것은 멜라노사이트 세포의 기능이 다시 활성화되었다는 신호일 수 있다. 이는 세포 재생 능력이 회복되었음을 의미하며, 신체 전반이 젊음을 되찾았다는 긍정적인 지표로 해석할 수 있다.

전형적인 대사이상인 지방간질환이 개선된 사례도 기억에 남는다. 20대 초반의 한 남성이 병원에 찾아왔다. 그런데 혈액검사 결과를 보고 깜짝 놀랄 수밖에 없었다. 지방간이 심각한 수준이었기 때문이다. 아직 젊은 나이인데 왜 이런 상태가 됐을까? 그는 콜라를 물처럼 마셨고 미국과 한국을 오가며 불규칙한 생활을 이어왔다. 심지어 그는 과도한 과당 섭취로 인해 염증 수치까지 치솟아 있었다.

이에 면역 조절 치료를 시작했고 두 달이 지난 후 수치상으로 눈에 띄는 변화가 나타났다. [표7]을 보면 염증 수치는 물론 간 수치가 절반 가까이 감소한 것이다.

	치료 전	치료 후
AST	105	38
ALT	289	136
GGT	78	63
요산	8.0	7.6
당화혈색소 HbA1c	6.5	6.0
페리틴	601	304
총 콜레스테롤	200	152
HDL 콜레스테롤	39	34
LDL 콜레스테롤	121	85
중성지방 TG	301	281

[표7] 면역 조절 치료 후 대사이상 지방간질환자의 염증 수치 변화

주요 간 효소 수치 중 AST(Aspartate Aminotransferase, 간세포가 손상되면 혈액 내 수치가 올라가는 효소)는 105에서 38로, ALT(Alanine Aminotransferase, 간세포 손상 여부를 직접적으로 반영하는 지표)는 289에서 136으로 개선되었다. 간 손상을 반영하며, 술을 많이 마시면 올라

가는 GGT(Gamma-Glutamyl Transferase)도 78에서 63으로 떨어졌다. 이뿐만 아니라 정상 범위를 벗어나 있던 다른 혈액 수치들도 점차 회복되며, 그의 간 건강이 눈에 띄게 좋아지고 있었다. 염증을 조절하는 것이 간 회복에도 중요하다는 사실을 보여주는 사례다.

숙면과 면역, 우울과 염증의 연관성

병원 앞에 단골 식당이 있었다. 어느 날 사장님의 안색이 심상치 않았다. 가만 보니 눈은 충혈돼 있고, 얼굴도 퉁퉁 부어 있었다. 물어보니 "아침부터 장사 준비하느라 일찍 일어나야 하는데, 잠을 통 못 자요. 꿈도 너무 많이 꾸고, 한두 시간밖에 못 자니 너무 힘들어요."라고 말했다.

걱정스러운 마음에 건강검진차 혈액검사를 권했는데, 검사 결과 요산, 페리틴, 염증 단백질인 hs-CRP가 정상 범위를 벗어나 있었다. 요산 얘기를 꺼내자 친동생이 통풍이 있긴 하지만, 자신은 전혀 증상이 없다며 고개를 갸웃거렸다.

면역 조절 주사 치료를 시작했는데, 처음에는 별다른 변화를 느끼지 못했다. 그러나 5~6회 치료 후 "요즘 좀 잘 자는 것 같아요."라고 했고, 8회 치료 후에는 "너무 잘 자서 오히려 식욕이 돋아 살이 쪘다니까요!"라고 말하며 웃었다. 식당에 갈 때마다 밝은 얼굴로 반겨주는 사장님을 보며, 다시 한번 염증과 수면의 깊은 연관성을 확인할 수 있었다.

잠을 못 자면 몸이 피곤하고 집중력이 떨어지는 것은 누구나 한 번쯤 경험했을 것이다. 하지만 잠을 자도 개운하지 않고, 잠 못 드는 밤이 반복된다면 문제는 스트레스나 생활습관이 아닐 수 있다. 이때는 몸속 염증이 수면을 방해하고 있을 가능성이 크다.

체내 염증 수치가 높아지면 수면을 조절하는 신경전달물질과 호르몬의 균형이 무너진다. 우리가 잘 때는 몸을 안정시키는 부교감신경이 활성화되어야 하는데, 염증은 오히려 교감신경을 자극해 몸을 각성 상태로 만든다. 이로 인해 깊은 잠이 들지 못하고 자주, 쉽게 자다가 깰 수 있다.

또한 염증성 사이토카인이 수면의 질을 떨어뜨릴 수 있다. 예를 들어 사이토카인 중 하나인 IL-6는 밤의 후반부에는 깊은 수면을 유도할 수 있지만, 초반부에는 오히려 방해할 수 있다. 따라서 염증 수치가 높은 사람들은 쉽게 잠들지 못하거나 자다가 자주 깨는 등의 문제를 겪을 수 있다. 더 큰 문제는 수면 부족이 다시 염증 수치를 높이는 악순환을 만든다는 점이다. 잠이 부족하면 면역체계가 불안정해지고 체내 염증 수치가 높아진다. 그리고 염증이 증가하면 다시 수면의 질이 악화된다. 이렇게 염증과 불면증이 서로를 악화시키면 장기적으로는 우울증이나 정신 건강 문제로까지 이어질 수 있다.

이 악순환의 고리는 끊기 위해서는 생활습관 개선만으로는 부족하다. 근본 원인인 염증을 다스려야 수면의 질이 개선될 수 있다. 실제 진료 현장에서도 면역 조절 치료를 받은 환자들이 가장 많이 하는 말은

"숙면을 취했다.", "밤에 자주 깨는 증상이 사라졌다."는 말이다. 만성적인 불면증을 겪고 있다면 염증 수치를 점검하고, 필요하다면 이를 개선하는 치료를 고려해보길 권한다.

이때 요산 수치를 놓치면 안 된다. 많은 사람이 요산을 통풍과만 연결 짓지만, 요산은 체내 염증과도 밀접한 관련이 있다. 요산은 퓨린이 분해되면서 생성되는 대사산물로, 과도하게 축적되면 산화 스트레스와 염증을 유발해 수면의 질을 저하시킬 수 있기 때문이다.

실제로 요산 수치가 높아지면 자유 라디칼이 증가해 뇌의 수면-각성 주기를 교란할 수 있다. 일부 연구에서는 고요산혈증 환자들이 정상 수치를 가진 사람보다 깊은 수면을 유지하는 데 어려움을 겪는다는 결과도 보고된 바 있다. 게다가 요산 축적으로 생기는 통풍은 통증과 염증을 유발해 수면을 직접적으로 방해할 수 있다. 따라서 수면 문제를 겪고 있다면 생활습관을 개선하는 것뿐 아니라 체내 염증, 특히 요산 수치까지 함께 관리해야 한다.

혈액 없이 장수는 없다
― 연구들이 말해주는 사실 ―

전 세계 연구자들은 노화의 비밀을 풀고 이를 극복할 방법을 찾기 위해 끊임없이 연구하고 있다. 가장 기본적이면서 효과가 입증된 방법은 생활습관 개선이다. 물론 줄기세포 치료 같은 재생의학도 실제 치료에 활용되고 있다. 호르몬 요법과 보충제는 일부 상황에서 사용되지만, 안전성과 효과에 대한 연구가 필요한 상황이다. 텔로미어 연장이나 유전자 치료와 같은 세포 및 분자 수준의 접근법은 아직 연구 단계에 머물러 있지만, 미래의 노화 방지 전략으로 큰 가능성을 보여주고 있다. 이처럼 다양한 전략들은 현재 실현 가능한 방법이거나 활발히 연구 중인 분야이며 앞으로 더 큰 발전이 기대된다. 그중 최근 생명 연장 연구에서 주목받는 접근법은 크게 4가지를 꼽을 수 있다.

첫 번째는 '혈액 요인' 연구다. 이는 혈액 속 특정 인자가 노화 과정에서 중요한 역할을 한다는 가설에서 출발한다. 연구에 따르면 젊은 사람의 혈액에는 조직과 장기의 회복을 촉진하는 특정 성분이 포함되어 있으며, 이를 활용하면 노화된 신체를 되돌릴 가능성이 있다.

예를 들어 약 10년 전 과학자들은 젊은 쥐의 혈액이 나이 든 쥐의 학습 능력을 비롯한 다양한 젊은 특성을 되살릴 수 있다는 사실을 발견했다. 이후 미국 캘리포니아대 샌프란시스코 캠퍼스 UCSF의 사울 비예다 Saul Villeda 교수는 그 회춘 효과의 비밀을 밝히기 위해 연구를 이어오던 중 혈액 속 특정 성분, 즉 '혈소판인자4(Platelet Factor 4, PF4)'가 회춘에 영향을 줄 수 있음을 확인했다. 젊은 쥐가 나이 든 쥐보다 PF4를 더 많이 보유하고 있다는 점에 착안해 나이 든 쥐에게 이를 주입한 결과, 면역세포의 비율이 젊은 쥐와 유사하게 변화하는 현상을 관찰한 것이다. 이는 혈액 내 특정 인자를 통해 신체의 회춘을 유도할 수 있음을 보여주는 중요한 단서다.[30]

두 번째는 '대사 조절'을 기반으로 한 연구다. 운동과 소식이 건강에 긍정적인 영향을 미친다는 것은 이미 잘 알려져 있다. 운동은 노화를 늦추고, 대사 증후군과 각종 질환으로 인한 사망률을 낮춘다. 소식은 만성질환과 심뇌혈관질환, 암 예방에 기여한다. 하지만 운동과 소식이 건강에 도움이 된다는 사실을 이해하는 것은 쉽지만, 이를 지속적으로 실천하기란 매우 어렵다.

대사 접근법은 바로 이러한 점에서 출발한다. 운동이나 소식을 직접 실천하지 않아도 동일한 효과를 낼 수 있는 인자를 발굴하는 것이 목표다. 미토의 기능을 개선하고 산화 스트레스를 줄이는 특정 생체 신호를 찾아내 운동을 하지 않거나 적은 칼로리를 섭취하지 않아도 유사한 생리적 효과를 경험할 수 있도록 하려는 것이다.

세 번째는 '세놀리틱스' 연구다. 노화된 세포는 일반적으로 기능을 잃으면 자연스럽게 제거되지만, 일부 세포는 사멸되지 않고 체내에 남아 주변 조직에 악영향을 미치고 노화를 촉진할 수 있다. 이러한 세포를 '좀비 세포'라고도 부르는데, 세놀리틱스는 이러한 좀비 세포를 선택적으로 제거함으로써 노화를 지연시키거나 역전시키는 것을 목표로 한다.

연구자들은 취약해진 노화 세포만을 제거하면서도 건강한 세포에는 영향을 미치지 않는 물질을 찾기 위해 연구를 계속하고 있으며, 최근에는 세놀리틱스 후보 물질들이 임상 단계에 진입하면서 실용화 가능성이 점차 높아지고 있다.

네 번째는 '세포 리프로그래밍'이다. "기계가 낡아 고장 나면 부품을 교체하듯, 생체 시스템에서도 노화된 세포를 다시 젊게 되돌릴 수 있을까?" 이 질문에서 출발한 연구가 바로 세포 리프로그래밍이다. 2006년, 일본의 야마나카 신야山中 伸弥 교수가 Oct4, Sox2, Klf4, c-Myc이라는 4가지 유전자를 발견하면서 이 연구 분야가 본격적으로 시작되었다. 그는 성체세포에 이 유전자들을 일시적으로 발현시키면 줄기세포의 능력을 부여할 수 있으며, 이를 통해 노화된 세포의 후성유전적 시계를 되돌릴 수 있다는 사실을 밝혀냈다. 즉, 세포 리프로그래밍의 목표는 노화된 세포를 다시 젊은 상태로 되돌려 노화를 역전하는 것이다.

생명 연장 연구는 다양한 방향으로 진행되고 있지만, 세포 리프로그래밍을 제외한 3가지 연구 접근법의 중심에는 공통적으로 '혈액'이 자리 잡고 있다. 혈액은 우리 몸의 모든 세포와 조직을 연결하는 중요한 매개체로 노화와 관련된 다양한 정보를 담고 있다.

특히 혈액과 가장 밀접한 접근법은 혈액 요인과 세놀리틱스다. 혈액 요인 연구는 혈액 속에 포함된 생체 신호를 분석해 노화를 늦추거나 되돌리는 것을 목표로 한다. 세놀리틱스는 혈액 내 염증성 분자와 노화 세포를 제어할 수 있는 약물을 찾는 연구를 진행 중이다.

대사 접근법은 세포 내 에너지 대사와 산화 스트레스에 초점을 맞추고 있지만, 혈액 내 대사 물질의 변화를 분석함으로써 운동이나 소식 없이도 건강상의 이점을 얻을 수 있는 방법을 찾는다는 점에서 혈액과 간접적으로 연결된다.

결론적으로 생명 연장 연구는 각기 다른 접근법을 통해 진행되고 있지만, 모두 혈액을 중요한 단서로 삼아 노화를 지연시키거나 역전시키는 방법을 모색하고 있다는 공통점이 있다. 혈액은 생명 연장 연구의 다양한 방향을 하나로 연결하는 핵심 매개체이자, 건강한 노화를 이루는 비밀을 풀어줄 중요한 단서인 것이다. 생명 연장 연구는 혈액이라는 생명의 강을 따라 노화의 비밀을 풀어가는 대장정이라 할 수 있다.

생명 연장 연구는 여전히 미지의 영역이며, 다양한 연구가 활발히 진행되고 있어 어떤 접근법이 우세하다고 단언하기는 어렵다. 그러나 안전성 측면에서 본다면 혈액 요인과 대사 접근법이 실용화에 더 가까이 다가선 것으로 보인다. 세포 리프로그래밍과 세놀리틱스는 아직 해결해야 할 안정성 논란이 남아 있기 때문이다.

세포 리프로그래밍을 우려하는 이들이 가장 걱정하는 것은 예기치 못한 결과다. 영화 '쥬라기 공원'에서 통제할 수 없는 생명체가 등장했듯 예상하지 못한 돌연변이나 이상 증식이 발생할 가능성이 있다. 따라서 세포 리프로그래밍은 노화 치료의 돌파구가 될 수도 있지만, 충분한 검증이 필요하다.

세놀리틱스는 노화 세포가 염증과 노화를 촉진하므로 이를 제거하면 건강을 개선할 수 있다는 가설에서 출발한다. 하지만 현실은 그렇게 단순하지 않다. 세놀리틱스는 노화 세포를 제거하여 암 예방에 도움이 될 수 있지만, 특정 조건에서는 암을 촉진할 가능성도 있다. 증식이 억제되어 있던 세포가 다시 분열할 수 있는 조건이 형성되기 때문이다.

하지만 반대로 노화 세포가 분비하는 염증성 인자가 암 환경을 조성할 가능성도 있어, 단순히 제거 여부만이 아니라 면역 조절과 조직 환경을 함께 고려해야 한다. 세놀리틱스가 노화를 늦추는 혁신적인 기술이 될지, 예상치 못한 부작용을 초래할지는 더 많은 임상 연구와 장기적 검증이 필요하다.

세포 리프로그래밍과 세놀리틱스가 미래의 혁신적 기술이 될 가능성은 충분하지만, 현재 시점에서는 안전성과 실용성 면에서 아직 넘어야 할 산이 많다. 따라서 가장 빠르게 임상적 적용이 가능하고, 현실적으로 기대할 수 있는 노화 치료 전략은 '혈액 요인'과 '대사 접근법'이 될 것이다.

장수를 넘어선 영생의 시대

장수를 연구하는 과학자들은 크게 두 진영으로 나뉜다. 첫 번째 진영은 건강수명주의자 health spanners다. 이들은 신체와 정신의 건강을 유지하는 기간을 늘리는 데 집중한다. 목표는 노화로 인한 질병을 예방하고 치료하여 건강한 삶을 지속하는 것이다.

두 번째 진영은 영생주의자 immortalists다. 이들은 인간의 수명을 극한까지 연장할 수 있다고 믿는다. 영생주의자들은 고장 나면 수리할 수 있는 기계처럼 인간의 노화도 기술로 극복할 수 있다고 본다. 이들은 과거 항생제와 현대 의학 기술이 인간의 수명을 크게 늘렸듯이 유전자 조작, 디지털 의학, AI 등의 혁신 기술이 수명을 수백 년 이상으로 연장할 것이라 확신하고 있다.

특히 실리콘밸리의 기술 엘리트들은 영생 연구에 깊은 관심을 갖고 있다. 일례로 구글 공동 창업자 래리 페이지와 세르게이 브린은 생명 연장 연구를 위해 회사를 설립했다. 페이스북의 마크 저커버그는 관련 프로젝트에 거액을 투자하고 있다. 오라클의 래리 엘리슨은 "죽음을 생각하면 분노가 치민다."며 5억 달러를 영생 프로젝트에 투자하기도 했다. 이들은 노화의 생물학적 과정을 기술로 정복하려는 목표를 갖고 있다.

일부 극단적인 연구자들은 인간과 기계를 융합하여 생물학적 한계를 뛰어넘는 특이점을 꿈꾼다. 특이점의 개념을 주창한 대표하는 인물 중 하나가 레이 커즈와일이다. 그는 특이점이 도래할 때까지 살아남기 위해 매일 150여 개의 보충제를 복용한다고 알려져 있다. AI와 생명공학 기술의 발전으로 인간이 죽음을 극복할 날이 머지않았다고 생각하고 있기 때문이다. 그의 이러한 주장은 실리콘밸리에서 비현실적이라기보다 오히려 현실적인 가능성이 있다고 받아들여진다.

그런데 우리나라에서는 영생 연구를 비현실적이거나 과장된 개념으로 바라보는 경향이 있다. 반면 해외에서는 이 연구가 단순한 상상이 아니라 기술과 철학, 인류의 미래를 아우르는 중요한 분야로 받아들여지고 있다. 이미 실리콘밸리에서는 관련 스타트업들이 활발히 활동하고 있고, 투자도 빠르게 늘고 있다.

과거에는 자율주행차나 인터넷이 불가능해 보였지만 이제는 현실이 되었다. 이처럼 장수와 영생도 점차 실현 가능한 목표로 전환될 수 있다. 아마 머지않은 미래에 장수와 영생 연구가 단순한 공상이 아니라 인류의 미래를 위한 중요한 분야로 인식될 것이다. 따라서 영생과 관련된 연구를 비현실적인 것으로 치부하기보다는 우리의 미래를 혁신적으로 변화시킬 수 있다는 열린 자세로 바라보는 것은 어떨까? 더 가올 미래를 더 폭넓게 이해하고 준비할 수 있을 것이다.

혈액은 '노화 신호'의 통로다

인류는 언제부터 젊음을 유지하는 비결로 혈액에 주목했을까? 연금술에서 피는 신성한 물질로 여겨졌으며, 일부 연금술사들은 피가 불사의 재료가 될 수 있다고 믿었다. 15세기 이탈리아 의사 마르실리오 피치노는 젊은 혈액이 노인의 활력을 되찾는다고 주장하며 피를 마시길 권유했고, 교황 인노첸시오 8세는 어린 소년들의 피를 마셨다고 전해진다. 당시 피는 사형장에서 채취해 판매되었으며, 피를 마시면 영생을 얻을 수 있다는 믿음이 퍼지기도 했다. 그러나 이러한 시도들은 건강에 해롭고 과학적 근거가 없었기 때문에 의학이 발전함에 따라 점차 사라졌다.

역사 속에서도 피에 집착한 인물들의 이야기도 전해진다. 대표적인 예로 '피의 백작부인'으로 알려진 '바토리 에르제베트$^{Báthory\ Erzsébet}$'가 있다. 그녀는 젊은 여성들의 피를 마시거나 피로 목욕을 했다는 전설로 유명하다. 하지만 이러한 이야기에 대한 명확한 증거는 부족하며, 시간이 지나면서 과장된 부분이 많다고 여겨진다. 이 외에도 진시황제, 한무제 등 여러 역사적 인물들이 피를 통해 영원한 젊음을 얻고자 했다.

그런데 현대의 과학은 혈액이 단순한 미신의 대상이 아니라, 노화 연구의 중요한 단서가 될 수 있음을 발견했다. 이제는 비과학적 믿음이 아니라 객관적 데이터와 실험을 기반으로 한 연구를 통해 피의 역할을 이해해야 할 때다.

젊은 혈액이
상처를 빠르게 회복시키다

극적으로 노화 연구에 꼭지를 튼 계기가 있었다. 과학자들은 '젊은 혈액'이 생물체에 어떤 영향을 미치는지 본격적으로 탐구하기 시작했고, 그 과정에서 주목할 만한 실험 기법이 등장했다. 바로 '이종연령 생체 접합'이다.

이 실험의 개념은 단순하지만 강렬하다. 서로 다른 나이의 생물체, 주로 젊은 쥐와 늙은 쥐의 혈관을 물리적으로 연결해 혈액이 서로 순환하도록 한 뒤 이 과정에서 어떤 생리적 변화가 일어나는지를 관찰하는 방식이다. 처음 들으면 다소 낯설고 기이하게 느껴질 수 있지만, 이 실험은 현대 노화 연구에 중요한 전환점을 만들어냈다. 과학자들은 "젊은 피가 노화를 되돌릴 수 있는가?"라는 근본적인 질문을 던졌고, 이 직관적인 실험 방법을 통해 해답을 찾아가고 있다.

Heterochronic Parabiosis를 우리말로 번역한 '이종연령 생체 접합'이라는 용어는 그리스어에서 유래했다. 'Hetero'는 '다른', 'chronic'은 '시간' 또는 '나이'를 뜻한다. 두 단어를 합치면 '서로 다른 나이'라는 의미가 된다. 'Parabiosis'는 '함께 살아간다'는 뜻으로, 이 실험이 두 생명체의 몸을 연결해 관찰하는 방식이라는 점을 잘 보여준다.

이종연령 생체 접합의 역사는 19세기까지 거슬러 올라가지만, 노화 연구에서 이 방법이 본격적으로 주목받은 시점은 20세기 중반 이후다. 1950년에 이르러 과학자들이 젊은 개체의 혈액이 노화된 개체의 조직 회복력을 향상시키고 세포 기능을 회복시키는 현상을 발견한 것이다. 노화의 가속화 혹은 지연이 혈액에 의해 구체적으로는 혈액 내 특정 인자에 의해 좌우될 수 있다는 가능성이 제기된 시작점이다.

이종연령 생체 접합 연구의 선구자는 1864년 실험에 성공한 프랑스 생리학자 폴 베르Paul Bert다. 그는 흰 쥐 2마리의 피부와 근육벽을 연결하여 하나의 순환계를 이루는 획기적인 실험인 이종연령 생체 접합을 처음 선보였다. 이 혁신적인 방법은 시간이 지나면서 더욱 정교해져 피부 대신 혈관을 직접 연결하는 방식으로 발전했고, 여러 연구자가 젊은 쥐의 혈액을 늙은 쥐에게 전달하는 실험을 진행했다. 그 결과 과학계에는 놀라운 발견들이 연이어 발표됐다. 젊은 쥐의 피를 받은 늙은 쥐들의 건강 지표가 개선되고 수명이 연장되는 흥미진진한 현상이 관찰된 것이다.

스탠퍼드 대학교의 토마스 랜도^{Thomas Rando}와 이리나 이리나 콘보이^{Irina Conboy} 연구팀은 젊은 피를 수혈한 쥐는 상처가 더 빨리 회복되는 것은 물론 간, 근육 등 여러 조직 내 세포의 재생 및 분열이 증가한다는 사실을 확인했다. 이 연구는 젊은 개체의 혈액 내에 회춘을 유도할 수 있는 무언가 비밀이 있다는 것을 잘 보여준다.[31]

이후 연구자들은 다양한 장기를 연구에 활용하며 이종연령 생체 접합 연구의 효과를 확인했다. 2014년 에이미 웨이저스^{Amy Wagers}와 리 루빈^{Lee Rubin} 연구팀은 젊은 혈액이 심장과 근육 조직의 재생을 촉진할 수 있음을 발견했다. 연구팀은 심장을 회춘시킨 인자로 GDF11^{Growth Differentiation Factor 11}이라는 단백질을 지목했다. 이는 심장 및 근육 기능을 향상시키는 역할을 할 가능성이 제기되었으며, 이 물질이 '회춘 단백질'로 주목받았다.

2014년 토니 위스-코레이^{Tony Wyss-Coray} 연구팀은 젊은 혈액이 노화된 뇌의 신경세포 생성을 촉진하고 인지 기능을 향상시킬 수 있음을 입증했다. 이 연구는 젊은 혈액 성분 중 뇌를 회춘시키는 특별한 인자가 있다는 사실을 과학적으로 보여주었다는 점에서 주목받았다. 이는 앞으로 노화로 인한 신경퇴행성질환을 치료하는 데 있어 혈액이 해답을 제공할 수 있다는 가능성을 보여준다.

도전과 실패를 거듭하며 연구의 초점은 점차 변화하기 시작했다. GDF11이 회춘 인자로 지목되었지만, 후속 연구에서 다른 인자가 회춘 인자일 가능성이 높다는 결과가 나왔다.

노화한 혈액에서 유해 요소를 제거하면

이후 연구가 진전되면서 노화된 혈액 속에는 젊은 혈액의 유익한 효과를 무력화시킬 만큼 강력한 인자가 존재한다는 사실이 밝혀졌다. 이에 따라 연구자들의 관심은 '젊은 혈액'에서 '노화된 혈액'으로 점차 옮겨가기 시작했다. 실제로 젊은 혈액이 노화된 개체에 미치는 효과가 생각보다 제한적이라는 연구 결과들이 나오면서, 노화된 혈액 안에 존재하는 해로운 요소를 찾아내어 이를 제거하거나 희석하는 접근이 더 유망한 방법으로 부각되기 시작했다.

2020년 이리나 콘보이 연구팀은 노화된 혈액을 단순히 일부 희석하는 것만으로도 회춘 효과가 나타날 수 있음을 입증했다. 초기에는 젊은 혈액 속에 있는 특정 인자가 노화된 개체에 활력을 불어넣는다는 가설에서 시작되었다. 그러나 점차 다른 가능성에 무게가 실렸다. 바로 노화가 진행되면서 혈액 내에 특정 유해 단백질이 축적되고, 이를 희석하거나 제거하는 것이 회춘의 핵심일 수 있다는 것이다. 실제로 연구 결과는 이 두 번째 가설이 타당하다는 것을 보여주었다.

이렇게 생각하면 쉽게 이해할 수 있다. 맑은 물을 더럽히는 것과 더러운 물을 깨끗하게 하는 것, 둘 중 어느 것이 더 쉬울까? 깊이 생각하지 않아도 맑은 물을 더럽히는 것이 훨씬 쉽다는 것을 알 수 있다. 혈액도 마찬가지다. 과학자들은 연구를 거듭하며 노화된 피를 젊게 만드는 것보다는 노화된 피에 있는 나쁜 인자를 제거하는 것이 회춘에 더 효과적인 방법임을 확인했다.

결국 중요한 건 젊은 피 자체가 아니다. 오히려 노화된 혈액을 희석하거나 그 안에 쌓인 특정 노화 인자를 제거하는 것만으로도 활력을 되찾는 효과를 얻을 수 있다. 이는 노화가 단순히 젊은 인자가 부족해서가 아니라, 시간이 지나며 노화를 촉진하는 물질이 점점 쌓이기 때문이라는 해석을 뒷받침한다. 회춘의 열쇠는 새로운 것을 더하는 데 있는 것이 아니라 해로운 것을 덜어내는 데 있을지도 모른다.[32]

문득 불교에서 말하는 '비움'의 지혜가 떠오른다. '비움'은 내적인 고통과 집착을 내려놓고, 과도한 욕망과 물질적 소유의 추구에서 벗어나 마음의 평화를 되찾는 과정으로 이해할 수 있다. 불교에서 말하는 '무소유'나 '무욕'은 바로 이런 맥락을 담고 있다. 참된 깨달음은 무언가를 더 채우는 데서가 아니라, 불필요한 것을 내려놓을 때 얻어진다. 마찬가지로 노화를 늦추는 핵심 역시 무언가를 더하는 것이 아니라 오히려 몸속에 쌓인 불필요하고 해로운 요소를 비워내는 것일 수 있다.

이종연령 생체 접합 연구는 노화가 되돌릴 수 있는 생물학적 과정일 수 있다는 강력한 가능성을 보여준다. 특히 젊은 혈액이 노화된 조직을 회복시키는 과정에서 발견된 특정 생체 신호와 단백질은 새로운 노화 치료법 개발의 중요한 실마리를 제공하고 있다.

물론 아직 넘어야 할 산도 많다. 단순히 젊은 피를 주입하는 방식이 아니라 노화를 유발하는 유해 인자를 제거하고, 젊은 인자들이 제 기능을 발휘할 수 있도록 환경을 조성하는 방법을 찾아야 한다. 또한 인간에게 적용할 경우 윤리적 문제와 안전성에 대한 철저한 검토도 선행되어야 한다.

이제 노화는 그저 피할 수 없는 자연의 법칙이 아니라 과학적 개입을 통해 충분히 조절할 수 있는 생물학적 과정으로 인식되고 있다. 우리는 지금 건강한 수명을 스스로 설계할 수 있는 전환점에 서 있다.

노화 세포를 제거하고
피를 맑게 하라

최근에는 젊은 혈액에서 발견된 단백질을 활용한 치료법 개발이 진행 중이며, 혈액 내 노화 촉진인자를 제거하는 '플라즈마 페레시스(plasma exchange, 혈장 교환)' 기술, 그리고 노화 세포를 선택적으로 제거하는 세놀리틱스 기반 치료제에 대한 연구도 활발히 이루어지고 있다. 이러한 혈액 기반 회춘 연구 분야의 지속적인 발전이 이뤄지면 가까운 미래에 노화의 속도를 조절하고 건강 수명을 연장할 수 있게 될 것이다.

무엇보다 혈액을 기반으로 한 연구는 노화 치료에 대한 다양한 가능성을 열어주었다. 다음은 그 대표적인 접근법들이다.

혈장 교환 요법

노화된 혈장을 제거한 뒤 알부민과 생리식염수 같은 대체 용액으로 교환하는 방식으로, 원래는 자가면역질환 치료에 사용되던 치료법이다. 최근 연구에서 이 방식이 세포 재생과 회춘 효과에 일부 긍정적인 영향을 줄 수 있다는 사실이 확인되면서 노화 치료 분야에서 주목을 받고 있다.

젊은 혈액 수혈

젊은 혈액이나 혈장을 나이 든 개체에 수혈하는 방식이다. 그러나 미국 FDA는 이 방법의 효과가 충분히 입증되지 않았고, 부작용 위험이 존재한다고 경고한 바 있다. 아울러 윤리적 문제에 대한 논란도 함께 제기되고 있다.

회춘 인자 식별

젊은 혈액 속에 포함된 노화 억제 인자를 찾아내고, 이를 치료에 활용하는 접근이다. 최근 연구를 통해서는 이러한 인자를 직접 주입하는 것보다 혈액을 희석해 노화 유발 인자를 제거하는 방식이 더 효과적일 수 있다는 가능성도 제기되고 있다.

노화인자 제거 요법

혈액 내 노화 관련 유해 인자를 제거하고, 신체에 이로운 단백질을 보충하는 방식이다.

종합적으로 볼 때, 젊은 혈액을 직접 수혈하는 방식보다는 혈장 교환 요법이나 혈액 내 특정 인자를 조절하는 접근법이 노화 관련 질환 치료에 있어 더 안전하고 효과적인 방법으로 평가되고 있다.

실제로 암브로시아 Ambrosia 라는 회사는 젊은 혈장을 판매하는 사업을 진행했지만, FDA가 효과가 검증되지 않았고 부작용 위험이 크다는 이유로 강력히 경고하면서 사업이 중단되었다. 따라서 젊은 혈액 자체를 치료에 활용하기보다 이를 통해 얻은 생물학적 통찰을 바탕으로 새로운 치료 전략을 개발하는 방향으로 연구가 진행될 필요가 있다.

스탠퍼드 대학교 토니 위스-코레이 교수팀은 4,000여 명의 혈액 샘플에서 3,000가지 단백질을 분석한 대규모 연구를 통해 흥미로운 사실을 발견했다. 바로 노화는 일정한 속도로 진행되는 것이 아니라 34, 60, 78세에 급격한 변화를 겪는다는 사실이다. 다시 말해 노화는 서서히 일어나는 것이 아니라 3개의 주요 변곡점을 가진 곡선 형태로 진행된다는 것이다. 이 연구는 혈액이 노화 과정을 반영하는 핵심 지표일 뿐 아니라 향후 노화 속도를 조절하는 치료 전략의 실마리를 제공할 수 있음을 보여준다.

지금까지 살펴본 연구들은 혈액이 노화 연구의 핵심 요소라는 사실을 명확히 보여준다. 이제 우리는 혈액을 조절함으로써 노화의 속도를 늦추고 탈노화라는 가능성을 현실로 만들 수 있는 문턱에 서 있다. 마치 시계의 톱니바퀴를 조절하듯, 혈액 내 특정 성분을 다루는 것이 미래 노화 치료의 핵심 전략이 될 수 있다.

노화 세포를 제거하지 않으면
혈액은 노화 신호를 온몸에 뿌린다

다음 그림은 루카스 크라나흐Lucas Cranach the Elder가 그린 '젊음의 샘The Fountain of Youth'이다. 그림 속 늙고 병든 사람들이 샘물에서 목욕하거나 물을 마시고 젊음을 되찾는 장면은 다소 비현실적으로 보인다.

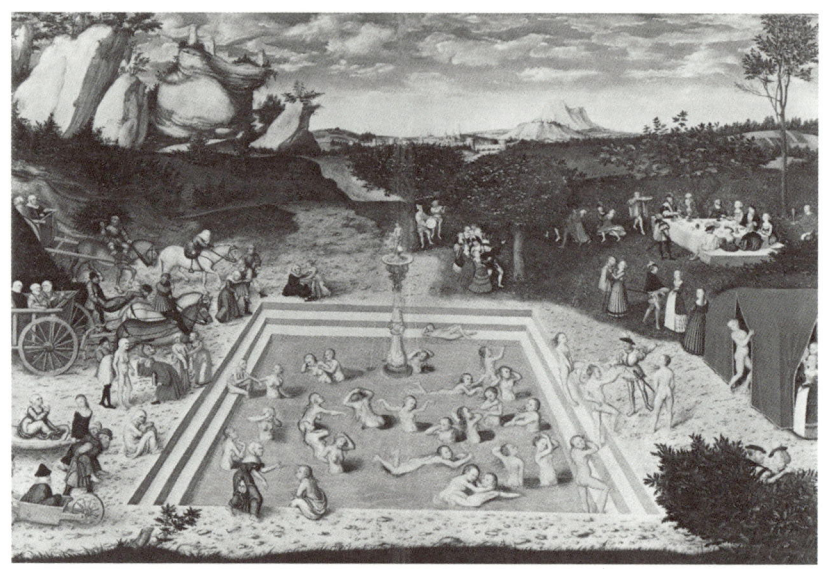

[그림3] 루카스 크라나흐, 〈젊음의 샘〉, 1546년, 베를린, 국립회화관

이 그림이 현실에서는 어떻게 실현될 수 있을까? 과학자들은 노화가 진행됨에 따라 혈액 내에 증가하는 노화촉진인자proaging factor를 타깃팅하는 약물을 개발하는 방법을 통해 '젊음의 샘' 같은 변화를 과학

적으로 실현할 방법을 찾고 있다. 이는 세놀리틱스 연구의 핵심으로, 이 분야 연구자들은 나이가 들수록 몸에 축적되는 노화 세포를 제거함으로써 역노화에 이르기 위해 노력을 기울이고 있다.

그렇다면 왜 노화 세포를 제거해야 하는 걸까? 우리 몸의 세포는 시간이 지남에 따라 텔로미어가 짧아지고 스트레스가 쌓여 노화 세포로 변한다. 이 세포는 3가지 중요한 특징이 있다. 첫째, 증식하지 않는다. 둘째, 쉽게 죽지 않는다. 셋째, 염증성 사이토카인·효소·성장인자 등을 포함한 노화 관련 분비 표현형(Senescence-Associated Secretory Phenotype, SASP, 노화 세포가 몸속에 해로운 물질을 마구 분비하는 양상)라 불리는 유해 물질들을 과도하게 분비한다.

SASP는 노화 세포가 방출하는 다양한 화학물질로 주로 사이토카인, 케모카인, 성장 인자 및 단백질 분해 효소 등이 포함된다. 이 물질들은 주변 세포와 조직에 손상을 주고, 만성 염증을 유발한다. 문제는 만성 염증이 전신의 노화를 가속화하고 노인성 질환의 발병 위험을 높인다는 점이다. 혈액이 염증으로 탁해지면서 이른바 '염증 노화'라는 악순환이 시작된다.

노화 세포 및 SASP의 영향력은 생각보다 더 광범위하다. 연구들에 따르면 노화 세포뿐 아니라 노화 세포의 조정을 받는 주변 세포들도 SASP를 분비한다.[33] 단 하나의 노화된 세포도 우리 몸에 큰 영향을 미칠 수 있다는 의미다. 이러한 발견으로 최근 노화 세포와 SASP는 노화 연구의 핵심 바이오마커로 주목받고 있으며, 전 세계 연구진은 SASP에 대한 연구에 박차를 가하는 중이다.

세놀리틱스 연구의 핵심 전략은 노화 세포 자체를 제거하거나 이들이 분비하는 염증 유발 인자인 SASP를 억제해 전신 염증 반응을 줄이는 데 있다. 대표적인 접근 방식으로는 세놀리틱스와 세노모픽스senomorphics가 있다. 세놀리틱스는 노화 세포를 선택적으로 제거해 조직 회복과 재생을 유도하는 방식이고, 세노모픽스는 노화 세포를 완전히 제거하지 않고, 이들이 분비하는 SASP를 억제함으로써 염증 반응을 줄이는 전략이다. 쉽게 말해 세놀리틱스는 노화 세포에 '사형 선고'를 내리는 방식, 세노모픽스는 '행동 교정'을 시도하는 방식으로 비유할 수 있다.

이종연령 생체 접합 실험을 해보면 노화 세포와 SASP가 노화에 미치는 악영향과 세놀리틱스 약물의 효과를 확인할 수 있다. 한 실험에서는 늙은 쥐의 혈액을 젊은 쥐에게 주입했더니 젊은 쥐의 세포와 조직이 빠르게 노화되기 시작했다. 그런데 세놀리틱스 약물로 처리한 늙은 쥐의 혈액을 주입했을 때는 그런 변화가 거의 나타나지 않았다. 흥미로운 점은 연구를 통해 혈액을 단순히 식염수로 희석하는 것만으로도 노화 세포의 해로운 영향을 어느 정도 줄일 수 있다는 사실이 밝혀지고 있다는 것이다.[34]

이 원리를 바탕으로 한 치료법이 바로 '치료적 혈장 교환(Therapeutic Plasma Exchange, TPE)'이다. TPE는 혈액에서 세포를 제외한 액체 성분인 혈장을 생리식염수와 정제된 알부민으로 대체하는 방식이다. 쉽게 말해 혈액 속 '더러운 물'을 '맑은 물'로 바꾸는 것이다.

이 과정에서 혈액 내 세포는 그대로 유지되지만, 염증성 사이토카인 등 병이나 노화를 일으키는 유해 요인들이 희석된다. TPE는 그 효과를 인정받아 노화 치료뿐만 아니라 다양한 질병의 치료에 활용되고 있다. 현재 중증근무력증, 길랑-바레증후군 등 자가면역질환 치료에 사용되고 있으며, 최근 연구에서는 알츠하이머병과 롱코비드 증상 완화에도 효과가 있는 것으로 밝혀졌다.[35]

혈액 요인, 대사 접근법, 그리고 세놀리틱스 연구까지, 현대 노화 연구의 중심에는 항상 혈액이 자리 잡고 있다. 이를 통해 우리는 분명히 알 수 있다. 혈액은 노화의 비밀을 간직한 타임캡슐이자 동시에 노화를 제어할 수 있는 강력한 매개체다. 노화를 이야기하는 데 혈액을 배제하는 것은 불가능할 뿐만 아니라 그 본질을 놓치는 것과 다름없다.

혈액력의 힘

혈액은 생명의 원천이자 우리 몸을 움직이는 가장 중요한 힘, 즉 '혈액력'을 지닌 존재다. 혈액은 12만km에 달하는 혈관을 따라 쉼 없이 순환하면서 놀라운 일들을 해낸다. 산소와 영양분을 수조 개의 세포에, 그리고 내분비기관에서 만들어진 호르몬을 필요한 곳에 정확히 전달하는 동시에 이산화탄소와 같은 노폐물을 수거해간다. 체온을 조절하고 면역체계를 지원해 몸에 들어온 바이러스와 싸울 수 있게 하는 것도 혈액이다.

이 모든 기능은 혈액이 깨끗할 때, 즉 혈액력이 높을 때 제대로 작동한다. 혈액은 강처럼 흐르면서 세포에 영양을 공급하기 때문에 혈액이 건강해야 세포를 활성화하고 재생 능력을 높일 수 있다. 면역 기능 역시 혈액의 건강 상태에 크게 좌우된다. 건강과 수명은 혈액력에 달려 있다고 해도 과언이 아니다.

혈액이 더러워지고 탁해지면 어떤 형태로든 문제가 발생한다. 피로감이 증가하고, 피부가 푸석푸석해지며 영양소 흡수와 노폐물 배출이 원활히 이뤄지지 않는다. 각종 질환에 시달리는 것은 물론이다. 피가 원활히 순환하지 않으면 산소와 영양소가 부족해져 몸속 조직들이 굶어 죽으면서 병이 생긴다. 실제로 수많은 질병이 혈액의 건강 상태와 직결되며, 현대인이 겪는 대부분의 건강 문제 역시 저하된 혈액력과 깊은 관련이 있다.

혈액은 건강을 유지하는 데 필수적인 역할을 할 뿐만 아니라, 건강 상태를 진단하는 중요한 지표이기도 하다. 피 한 방울 속에 존재하는 세포의 수, 모양의 변화, 그리고 호르몬 수치 변화 등을 분석하면 질환을 발견하고 진단할 수 있다. 혈우병, 심부전, 결핵, 루푸스, 급성 췌장염 등이 혈액검사로 알 수 있는 대표적인 질환이다. 이 외에도 혈액검사를 통해 많은 질환의 조기 발견하고 관리할 수 있다.

노화 역시 혈액과 떼어놓을 수 없는 불가분의 관계다. 건강하지 않은데 노화를 늦춘다고 해서 무슨 소용이 있을까? 이는 파도가 치는 모래 위에 집을 짓는 것과 같다. 어쩌면 그보다 더 무모한 일일지도 모른다. 엄밀히 말하자면 건강하지 않은 몸 위에는 집을 지을 수조차 없기 때문이다. 건강하지 않다는 것은 곧 혈액이 탁하고 오염되어 있다는 의미고, 이런 상태에서 노화를 늦추는 것이 근본적으로 불가능하다.

우리는 앞서 다양한 이종연령 생체 접합 연구들을 통해 나이 들어 탁해진 혈액은 노화를 촉진하는 데 그치지 않고, 젊은 개체의 생체 시계까지 가속화시키는 무서운 힘을 가지고 있다는 사실을 알았다. 그리고 젊고 깨끗한 혈액이 나이 든 조직들을 회복하는 데 도움을 줄 수 있다는 점도 확인했다. 이러한 발견들은 우리에게 분명한 메시지를 전한다. 건강한 삶과 성공적인 노화 관리를 위해서는 맑고 깨끗한 혈액을 지키는 것이 중요하다.

정기적으로 혈액검사를
해야 하는 이유

운동과 식습관 관리는 건강 유지의 핵심이다. 그리고 이를 꾸준히 실천하는 것만큼이나 지금 내 몸이 어떻게 반응하고 있는지, 무엇을 유지하고 무엇을 조정해야 하는지 정기적으로 점검하는 일도 중요하다.

이때 가장 간단하면서도 효과적인 방법이 바로 혈액검사다. 혈액은 우리 몸의 전반적인 상태를 반영하는 유용한 건강 지표다. 6개월에 한 번씩 혈액검사를 통해 염증 수준, 대사 기능, 면역 상태 등을 객관적으로 평가할 수 있으며, 이를 바탕으로 나에게 맞는 건강 관리 전략을 세울 수 있다. 무엇보다 검사 방법이 간단하고 접근성이 좋다는 점도 장점이다. 대부분의 병의원에서 쉽게 받을 수 있으며, 주사로 인한 잠깐의 따끔함만 견디면 된다.

그렇다면 혈액검사에서 어떤 수치를 유심히 살펴봐야 할까? 이제부터는 건강과 노화를 점검하기 위해 꼭 확인해야 할 주요 지표들을 하나씩 살펴보자.

염증 상태를 나타내는 바이오마커

염증 및 면역상태를 파악하는 지표로는 hs-CRP가 있다. 이는 체내 염증 수준을 측정하는 중요한 지표로, 혈관질환의 위험도를 파악하는 데 주로 활용된다.

체내 염증의 정도를 간접적으로 측정할 수 있는 또 다른 방법으로는 적혈구 침강 속도(erythrocyte sedimentation rate, ESR) 측정이 있다. 이 검사는 항응고 처리된 혈액을 시험관에 넣고, 적혈구가 중력에 의해 가라앉는 속도를 측정하는 검사법이다. 염증이 있는 경우, 혈액 내 염증 단백질이 증가하면서 적혈구가 서로 뭉쳐 더 빨리 가라앉는다. 빨리 가라앉을수록 ESR 수치가 높은 것이다. 높은 ESR 수치는 만성 염증, 감염성 질환, 악성 종양 등 다양한 질병과 관련이 있을 수 있다. 그러나 수치가 낮다고 해서 항상 좋은 것은 아니다. ESR 수치가 지나치게 낮으면 적혈구 증가증이나 낫적혈구 빈혈과 같은 혈액 장애를 의미할 수 있다.

대사 건강을 나타내는 바이오마커

대사 건강과 혈당 조절 상태도 반드시 짚검해야 한다. 이를 위해 확인해야 할 것은 공복 혈당, 인슐린, 그리고 당화혈색소(최근 3개월 동안의 혈당을 나타내는 마커)다. 3가지 지표는 당뇨병, 그리고 혈관 건강과 깊은 연관이 있으며 특히 한 연구에서는 공복 혈당 및 인슐린이 낮을수록 장수할 가능성이 높다는 사실이 밝혀졌다.

또한 중성지방, HDL·LDL 콜레스테롤로 구성된 지질 패널과 간 효소 수치는 대사 건강을 종합적으로 평가하는 데 중요한 역할을 한다. 그중에서도 중성지방 대비 좋은 콜레스테롤의 비율을 나타내는 'TG/HDL 비율'은 인슐린 저항성과 대사 위험도를 가늠하는 데 유용한 지표로 평가받는다. 아울러 간 효소 수치가 비정상적으로 높으면, 이는 간의 염증 반응이나 지방간, 대사성 간질환을 의미할 수 있다. 이러한 질환은 장기적으로 노화를 가속할 수 있으므로 주의 깊게 살펴야 한다.

미토 기능을 나타내는 바이오마커

건강과 노화에 중요한 미토콘드리아 기능은 다양한 대사 및 염증 지표와 연결되어 있다. 특히 호모시스테인^{homocysteine}, 페리틴, 요산은 산화 스트레스와 염증 상태를 간접적으로 반영하기 때문에 미토 건강을 평가할 때 이러한 수치를 종합적으로 고려하는 것이 도움이 될 수 있다.

호모시스테인은 혈관 건강과 염증 수준을 보여주는 대표적인 바이오마커다. 수치가 높아질수록 산화 스트레스가 증가하고, 그에 따라 혈관 손상이나 인슐린 저항성의 위험도 함께 커진다. 호모시스테인 수치는 알츠하이머병, 파킨슨병 같은 신경퇴행성질환의 발생과 연관된 것으로 알려져 있으며, 미토 기능 저하와도 간접적으로 관련될 수 있다. 호모시스테인은 세포 내 메틸화^{methylation}와 관련이 있는데, 메틸화가 제대로 이루어지지 않으면 미토 DNA 손상으로 이어질 수 있다.

일반적으로 호모시스테인 수치는 10μmol/L 이하가 권장되며, 15μmol/L를 초과하는 경우 미토의 기능 저하와 대사 이상 위험이 증가할 수 있다.

요산 수치는 미토 기능과 산화 스트레스 상태를 간접적으로 반영할 수 있는 지표다. 요산은 마치 양날의 검과 같다. 적절한 수치에서는 항산화 작용을 하지만, 과도하게 높아지면 오히려 산화 스트레스를 유발하고 만성 염증을 악화시킬 수 있기 때문이다. 높은 요산 수치로 인해 미토의 기능이 저하될 수 있고, 그 여파는 인슐린 저항성 증가, 지방간, 대사질환으로 이어질 수 있다.

일반적으로 요산 수치는 남성은 3.5~7.0mg/dL, 여성은 2.4~6.0mg/dL이 적정 범위로 여겨진다. 7.0mg/dL을 초과한다면, 미토 기능 저하 및 대사질환 위험이 높아질 수 있으므로 정기적인 모니터링과 함께 식습관 및 생활습관 조절이 필요하다.

페리틴 수치가 정상 범위를 넘어설 경우 저장된 철분이 체내에서 산화 반응을 유발하면서 미토의 기능 저하, 조직 손상, 염증 증가로 이어질 수 있다. 이러한 산화 스트레스는 노화 속도를 가속화할 뿐만 아니라 알츠하이머병, 파킨슨병, 심혈관질환, 암 등 다양한 만성질환의 발병 위험을 높이는 원인이 된다. 실제 연구들에서도 페리틴 수치가 높을수록 조기 사망률이 증가하는 경향이 있으며, 일부 연구에서는 80~90ng/mL 이하의 페리틴 수치가 건강상 이점을 보일 수 있다는 결과가 보고된 바 있다. 특히 코로나19 중증환자들의 경우, 페리틴 수치와 사망률 간의 유의한 관련성을 보인다는 연구가 다수 발표되었다.

Tip. 철분 수치 관리하는 방법

철분 수치는 나이가 들어감에 따라 꾸준히 증가한다. 철분 섭취는 지속되지만, 과도한 철분을 배설하는 능력이 저하되는 탓이다. 따라서 나이가 들수록 철분 수치를 고려한 생활습관 개선이 필요하다.

첫째, 적절한 칼로리 제한이 필요하다. 칼로리 제한이 철분 축적을 줄이고 노화를 지연시키는 효과가 있다.

둘째, 페리틴 수치를 모니터링해야 한다. 정기적인 혈액검사를 통해 페리틴 수치를 확인하고, 최적의 건강 범위를 유지하는 것이 중요하다.

셋째, 철분 흡수를 조절하는 식단을 구성해보자. 철분 과잉을 피하려면 육류(특히 적색육), 알코올, 밀가루 제품(빵, 면), 아침용 시리얼 등 철분이 강화된 정제탄수화물의 섭취를 줄여야 한다. 반대로 차, 커피, 유제품, 달걀, 올리브오일, 폴리페놀이 풍부한 식품은 철분 흡수를 저해하여 철 과잉을 방지하는 데 도움이 된다.

넷째, 헌혈은 효과적인 철분 조절 방법이다. 헌혈은 체내 철분 수치를 낮추는 가장 효과적이고 빠른 행동이다. 철 과잉을 방지하고 건강을 증진할 수 있다. 실제로 헌혈을 한 번 하면 페리틴 수치가 약 30~50ng/ml 정도 낮아진다. 헌혈을 자주 할수록 철분 수치 감소 속도가 더 빨라진다. 철분 수치를 낮추면 암 발생 위험과 인슐린 민감도도 개선할 수 있다.

나는 검사 수치를 보고
식단을 바꾼다

위와 같은 지표들을 종합적으로 분석하면 노화가 어느 정도 진행되었는지, 또 어떤 질환의 위험이 큰지를 조기에 감지할 수 있다. 이는 질병의 예방뿐 아니라 건강 수명을 연장하는 데에도 결정적인 역할을 한다.

실제로 나는 임상에서 혈액검사 결과를 바탕으로 맞춤형 건강 전략을 설계하고 있으며, 특히 염증 수치에 집중하고 있다. 염증 수치가 높다면 항염증 식단을 구성하고, 스트레스와 수면 패턴까지 면밀하게 분석해 개선 방향을 제시한다. 필요에 따라 특정 항산화제나 미토의 기능을 보완할 수 있는 보충제를 권장하기도 한다. 이처럼 혈액 지표는 몸속의 '지도' 같은 역할을 한다. 각 수치를 통해 몸의 경고 신호를 조기에 읽어내고 문제를 사전에 방지한다. 이를 통해 다시 건강한 방향으로 유도하는 과정, 이것이 내가 현장에서 염증과 노화를 다루는 방식이다.

만약 혈액 수치가 정상 범위를 벗어나 있다면 다음과 같은 개인 맞춤형 관리 전략을 꼭 실천하길 권한다. 이는 내가 실제 임상 현장에서 환자들에게 제시하는 구체적인 가이드라인의 일부다.

염증 수치가 높다면

항산화 작용이 뛰어난 비타민 C나 폴리페놀이 풍부한 식품을 섭취하고, 철분 과잉을 경계해야 한다. 동시에 규칙적인 운동, 스트레스 관리 등을 통해 염증 반응을 낮춰야 한다.

혈당과 대사 건강을 관리하려면

공복 혈당, 인슐린 저항성, TG/HDL 비율을 정기적으로 확인하고, 이를 바탕으로 식습관과 활동 수준을 조정해야 한다.

미토의 건강을 회복하려면

설탕과 정제탄수화물 섭취를 줄이고, 단백질을 적정량 섭취해야 한다. 이와 함께 간헐적 단식, 유산소 및 근력운동을 병행하면 효과적이다. 자세한 솔루션은 5장에서 소개하겠다.

5장

염증과의 전쟁, 승리하는 루틴

염증을 낮추는
건강한 밥상

　현대인들의 영양제에 대한 관심은 날로 증가하고 있다. 시장에는 다양한 성분과 효능을 내세운 영양제들이 쏟아져 나오고 있으며 건강기능식품 산업 역시 꾸준히 성장하는 추세다. 그런데 영양제가 현대인의 필수품처럼 자리 잡은 지금, 과연 영양제가 정말로 몸에 이로운지 생각해볼 필요가 있다. 어쩌면 기대한 효과를 얻지 못하는 경우도 있다. 건강에 부정적인 영향을 미칠 수 있다는 연구 결과도 속속 나오고 있다.

　참고로 동일한 함량의 비타민제라도 어떤 용도로 허가를 받느냐에 따라 약국에서만 구매할 수 있는 의약품이 될 수도 있고, 누구나 쉽게 구입할 수 있는 건강기능식품이 될 수도 있다. 여기서 언급하는 '영양제'는 의약품과 건강기능식품을 모두 포함한다.

최근 종합비타민 섭취와 관련한 충격적인 연구 결과가 나왔다. 영국 가디언에 따르면, 미국 국립암연구소^{NCI}의 에리카 로프트필드^{Erika Loftfield} 박사 연구팀이 20년 이상 추적 관찰한 39만 명 이상의 성인 데이터를 분석한 결과, 매일 종합비타민을 복용하는 것이 사망 위험을 줄인다는 증거가 발견되지 않았다. 오히려 추적 관찰 초기 몇 년 동안 사용자들 사이에서 사망 위험이 4% 더 높게 나타났다. 매일 종합비타민을 섭취하는 것이 장수에 도움이 되지 않으며, 오히려 조기 사망의 위험을 높일 수도 있다는 것이다.

물론 특정 상황에서는 비타민제가 도움 될 수 있다. 조지 워싱턴 대학 의학교수이자 연구 논문의 공동 저자인 닐 버나드^{Neal Bernard} 박사는 선원들이 비타민 C로 괴혈병을 치료했던 역사적 사례나 비타민 C·E·아연이 노화 관련 황반변성을 늦추는 데 도움을 줄 수 있다는 점을 언급했다. 하지만 그는 종합비타민을 챙겨 먹는 것보다는 영양소와 섬유질이 풍부한 건강한 음식을 섭취하는 것이 훨씬 더 중요하다고 강조한다.[36]

항산화 영양제를 과다 섭취하면 오히려 건강에 해로울 수 있다는 연구 결과도 잇따르고 있다. 보통 활성산소는 암, 심혈관질환 위험을 높인다고 알려져 있기에 위험하기만 한 물질이라고 생각할 수 있다. 하지만 미토가 정상적으로 기능하려면 일정 수준의 활성산소가 필요하다. 활성산소는 세포 사멸, 포식, 해독 등 미토의 신체 방어 기전을 돕는 역할을 한다. 즉, 완전히 없애야 할 대상이 아니라 신체에 유익한 작용도 하는 양면적인 특성을 가지는 것이다.

이러한 활성산소는 기본적으로 음식에 포함된 비타민 등으로 충분히 조절할 수 있다. 그러나 종합비타민을 매일 장기간 복용하면 활성산소 농도가 지나치게 낮아져 오히려 신체 방어 능력이 약화될 가능성이 있다.

물론 스트레스를 과도하게 받거나 과로했을 때 혹은 음주 후 간헐적으로 '영양 주사'를 맞는 것은 도움이 될 수 있다. 이는 기능의학 분야에서 항산화 성분을 활용하는 치료법이다. 필요할 때 보충하면 효과적일 수 있다. 그러나 건강한 상태에서 영양제를 상용하는 것은 오히려 득보다 실이 많을 수 있다.

영양제 복용에 대한 메타 분석을 진행하는 국립암센터 명승권 교수와 대화를 나눌 때도 늘 같은 결론에 도달하곤 한다. 그는 늘 "임산부를 위한 철분제 빼고는 다 소용없다."고 말한다. 나 역시 같은 생각이다.

나는 자연 상태의 음식을 통해 영양소를 섭취하는 것이 무엇보다 중요하다고 생각한다. 자연식품에는 비타민과 미네랄뿐만 아니라 우리 몸에 필요한 다양한 영양소가 균형 있게 함유되어 있고 체내 흡수율이 높다. 따라서 건강기능식품 업계의 마케팅에 현혹되지 말고, 균형 잡힌 식단과 건강한 생활습관을 유지하는 것이 가장 현명한 선택일 것이다.

오메가-6와 오메가-3 균형이
염증을 좌우한다

오메가-6와 오메가-3 지방산은 상반된 작용을 통해 우리 몸의 염증을 조절한다. 오메가-6 지방산은 염증 반응을 촉진하여 감염과 싸우거나 상처의 치유를 돕는 역할을 한다. 반면 오메가-3 지방산은 항염증 효과를 통해 과도한 염증을 억제하고, 염증 관련 질환의 위험을 낮추는 데 기여한다.

이 두 지방산의 균형이 맞아야 염증 반응을 적절히 조절할 수 있으며, 만성 염증으로 인한 질병도 예방할 수 있다. 그러나 현대인의 식단에서는 오메가-6 지방산의 섭취가 지나치게 많은 경향이 있다. 오메가-3와 오메가-6의 이상적인 비율은 1:1에서 1:4 정도지만, 실제로는 1:20 이상으로 심하게 불균형해지는 경우도 흔하다. 문제는 오메가-6 비율이 과도하게 높아지면 만성 염증이 발생할 가능성이 커진다는 점이다. 뿐만 아니라 두 지방산의 불균형은 우울증과 불안 같은 정신 건강 문제와도 연관될 수 있다.

그렇다면 현대인의 오메가-3와 오메가-6 비율이 이렇게 불균형해진 이유는 무엇일까? 가장 큰 요인 중 하나는 오메가-6가 다량 함유된 식용유의 과도한 사용이다. 식용유는 튀김, 전, 샐러드 드레싱 등 다양한 요리에 널리 사용되지만, 사실 제2차 세계대전 당시 산업용 윤활유로 활용되었다. 옥수수유와 대두유가 산업 전반에서 사용되면서 대량 생산이 이루어졌고, 가격이 저렴해지면서 일반 가정에서도 쉽게 사용할 수 있게 된 것이다.

　올리브오일, 카놀라유 등 일부 식물성 기름은 오메가-3 지방산의 비율이 상대적으로 높지만, 옥수수유 등의 식용유에는 오메가-6 지방산의 비율이 높다. 여기서 놓쳐서는 안 될 것이 '씨앗 오일seed oil'이다. 해바라기씨 오일, 포도씨 오일, 옥수수기름처럼 씨앗에서 추출한 식물성 기름은 건강에 좋은 기름으로 알려졌지만 사실 오메가-6 지방산이 많다. 이를 과도하게 섭취하면 체내 오메가-3 대비 오메가-6 지방산의 비율이 높아지면서 염증이 촉진되고, 심혈관계 건강에도 부정적인 영향을 미칠 수 있다. 또한 씨앗 오일을 높은 온도로 가열하면 해로운 화합물이 생성될 위험도 있다.

　따라서 오메가-3가 풍부한 식품을 의식적으로 더 섭취하고, 오메가-6가 많은 가공식품과 식용유 사용을 줄이는 노력이 필요하다. 특히 씨앗 오일만 사용하는 것보다는 오메가-3가 풍부한 아마씨오일이나 들기름을 적절히 섞어 사용하는 것을 추천한다. 이렇게 하면 오메가-6의 과잉 섭취를 막고 두 지방산의 균형을 건강하게 유지할 수 있다.

Tip. 오메가-6 줄이는 건강한 식사

들기름 한 방울 들어간 묵밥이나 고등어구이, 발효 된장으로 끓인 찌개처럼, 한국인의 전통 식탁에는 오메가-6 섭취를 줄이고 염증을 낮추는 지혜가 담겨있다. 약간의 조정만 더하면 전통 식단도 훌륭한 항염 식사가 될 수 있다. 다음의 실천 팁을 참고해 몸이 가벼워지는 식탁을 시작해보자.

· 식용유부터 바꾼다

들기름은 오메가-3가 풍부해 염증을 완화한다. 올리브오일은 오메가-6가 적고 항염 효과가 탁월하다. 코코넛오일은 포화지방이지만 산화 안정성이 높아 고온 조리에 적합하다. 콩기름, 해바라기씨유, 카놀라유, 참기름은 오메가-6가 많아 과도한 섭취는 피하는 게 좋다.

· 튀김보다는 찜, 구이, 볶음 요리를 먹는다

찜요리(수육, 계란찜, 생선찜)나 구이(고등어구이, 삼겹살구이), 수비드 요리는 기름 사용을 줄여 맛과 건강을 동시에 챙긴다. 부침개, 전, 튀김류는 기름을 많이 흡수하기 때문에 가능한 한 줄이는 것이 좋다.

· 견과류, 씨앗은 현명하게 섭취한다

마카다미아, 피칸, 브라질너트처럼 오메가-6 함량이 적은 견과류를 중심으로 섭취하는 게 좋다. 반면 호두, 아몬드, 해바라기씨, 참깨, 들깨는 오메가-6 함량이 높으므로 과도한 섭취는 피한다.

· 가공식품은 최소화한다

즉석식품, 소스류, 마요네즈에는 대부분 오메가-6가 높은 식용유가 들어간다.

고추장, 된장도 공장에서 만든 제품은 대두유가 첨가되기 쉬우니 전통 방식으로 담근 장을 선택하자.

· 동물성 지방은 알고 먹으면 괜찮다
우지(소기름), 라드(돼지기름), 버터는 산화 안정성이 높고, 오메가-6 비율이 낮아서 추천한다. 반면 마가린, 쇼트닝은 트랜스지방과 오메가-6가 많아 염증 유발 가능성이 크다.

· 오메가-3 식품을 챙겨 먹는다
등푸른 생선(고등어, 정어리, 연어, 청어, 멸치), 해조류(미역, 다시마, 김), 계란(방목란)을 식단에 적극적으로 활용한다.

덜 먹고, 비워내고, 골라 먹고, 바꿔 먹자

염증을 관리하기 위해서는 보다 근본적인 접근이 필요하다. 그 시작점은 우리가 매일 반복하는 식사와 생활습관을 점검하는 일이다. 기능의학은 아직 논란의 여지가 있지만 일부 관점은 염증과 대사 문제를 이해하는 데 참고할 만한 시사점을 제공하기도 한다. 예를 들어 가족력, 체질, 대사 상태, 장내 환경 등을 종합적으로 고려해 식단을 설계하는 방식은 개인차를 반영한다는 점에서 긍정적이다.

저탄수화물, 저지방, 팔레오, 케토, 비건, 지중해식, 저염 식단 등 다양한 식사법이 있지만, 중요한 것은 어떤 식단을 선택하느냐보다 내 몸에 염증을 유발하는 요인이 무엇인지 먼저 파악하는 일이다. 나 역시 기능의학의 모든 주장에 동의하지는 않지만, 일부 접근법이 환자의 생활습관을 돌아보게 하는 데 도움이 될 수 있다는 점은 인정한다.

어떤 음식이 누구에게 얼마나 영향을 미치는지는 사람마다 다르다. 같은 음식이 어떤 사람에게는 아무런 문제 없이 소화되는 반면, 또 어떤 사람은 체내에서 염증 반응을 일으킬 수 있다. 이를 확인하는 효과적인 방법으로는 '제거식이요법 elimination diet'이 있다. 이 방법은 특정 음식을 일정 기간 식단에서 제외한 뒤, 하나씩 다시 추가하면서 몸의 반응을 관찰하는 방식이다. 예를 들어 유제품, 글루텐, 가공식품, 설탕 등 염증을 유발할 가능성이 있는 식품을 먼저 제외하고, 이후 하나씩 식단에 다시 포함시키며 몸의 변화를 살펴본다.

만약 어떤 음식을 다시 먹은 후 평소와 다른 증상이 나타난다면 그 식품이 바로 내 몸이 민감하게 반응하는 원인일 수 있다. 이렇게 몸의 신호에 귀 기울이며 식단을 조정해나가면 나에게 꼭 맞는 식사법을 찾을 수 있다.

'무엇을 먹느냐'만큼 중요한 것이 '언제 먹느냐'다

같은 음식을 먹더라도 섭취하는 시간에 따라 건강에 미치는 영향은 크게 달라질 수 있다. 실제로 한 연구에서는 생쥐를 두 그룹으로 나누어 한 그룹은 아무 때나 자유롭게 식사하게 하고, 다른 그룹은 일정한 시간에만 식사하도록 제한했다. 그 결과 정해진 시간에만 식사한 그룹이 더 건강한 대사 상태와 체중을 유지하는 것으로 나타났다.

이 원리를 적용한 식사법이 바로 간헐적 단식(intermittent fasting, IF)과 시간 제한 식사(time-restricted eating, TRE)다. 특히 칼로리와 특정 영양소를 제한한 5일짜리 저칼로리 식단인 '단식 모방 식단(fasting mimicking diet, FMD)'은 UCLA의 과학자 월터 롱고 Walter Longo가 연구한 방식으로 노화 방지와 장수 촉진을 위한 식사법으로 알려져 있다.

일정 시간 동안 먹지 않으면 몸 안에서 놀라운 변화가 일어난다. 자가포식이 원활하게 이루어져 세포 안의 노폐물과 손상된 물질이 정리된다. 또한 금식 상태에서는 미토파지가 활발해지면서 세포의 기능과 에너지 대사 효율이 향상된다. 가장 널리 활용되는 방식은 16:8 단식법이다. 말 그대로 하루 16시간 동안 금식하고, 나머지 8시간 동안 식사를 하는 방법이다. 이 방식이 부담스럽다면, 저녁을 너무 늦지 않게 먹고 다음 날 아침 식사까지 12~13시간만 공복을 유지해도 충분히 좋은 효과를 기대할 수 있다. 염증을 유발하는 식품을 제거하고, 여기에 더해 식사 주기를 조절하면 염증 관리 효과는 훨씬 더 커진다.

소·단·지·케를 알면 식단이 답이 된다

첫째, 소식 caloric restriction 은 하루 총 섭취 칼로리를 줄이는 식습관으로,

체중 감소와 비만 예방뿐만 아니라 염증 완화, 심혈관 건강 개선, 그리고 세포 수준에서 노화 속도를 늦추는 데 효과적이다. 이런 변화는 결과적으로 노화 관련 질환의 발병을 늦추는 데 기여할 수 있다. 실제로 설치류를 대상으로 한 연구에서는 칼로리 섭취를 제한한 그룹이 자유롭게 먹이를 섭취한 그룹보다 수명이 최대 50%까지 증가한 것으로 나타났다. 인간을 대상으로 한 연구에서도 칼로리 제한이 노화 관련 질환의 발병 시점을 지연시킬 수 있다는 결과가 보고되었다.[37]

노화와 관련된 핵심 대사 경로 중 하나인 mTORC1 경로는 과도한 영양 상태에서 활성화되어 노화를 촉진한다. 반대로 AMPK 경로는 에너지가 부족한 상태에서 활성화되어 노화를 억제하는 작용을 한다. 음식을 적절히 줄이는 소식은 AMPK 경로를 자극해 세포 환경을 건강하게 유지하고, 노화 속도를 늦추는 데 중요한 역할을 할 수 있다.

소식을 추천하는 사람	소식을 피해야 하는 사람
- 체중 감량이 목표인 사람 - 소화가 느린 사람(소식은 소화기관의 부담을 덜어준다) - 혈당 관리가 중요한 사람(급격한 혈당 상승을 방지하는 효과가 있다)	- 영양 불균형을 우려하는 사람 - 저체중인 사람

[표8] 소식이 권장되는 사람과 피해야 할 사람

둘째, 간헐적 단식은 일정 시간 동안 음식을 섭취하지 않고, 나머지 시간에 정상적인 식사를 하는 방식이다. 이를 실천하면 체지방이 줄고, 심혈관 건강에 긍정적인 영향을 주며, 장기간 유지할 때 콜레스테롤 수치가 낮아진다. 갑상선 기능이 개선되고 전반적인 신진대사도 활발해지며, 노화를 촉진하는 메티오닌 섭취가 자연스럽게 줄어들어 항노화 효과를 기대할 수 있다. 세포가 스트레스를 잘 이기도록 해주고 인슐린 민감도를 높여서 혈당 조절에 도움을 주는 것도 간헐적 단식의 효과다.

간헐적 단식을 추천하는 사람	간헐적 단식을 피해야 하는 사람
- 체중 감량이 목표인 사람 - 인슐린 저항성이 있는 사람(간헐적 단식은 인슐린 민감성을 개선한다) - 자기 조절력이 강한 사람	- 저혈당이 자주 발생하는 사람 - 임신 중이거나 수유 중인 여성 - 섭식 장애가 있는 사람

[표9] 간헐적 단식이 권장되는 사람과 피해야 할 사람

셋째, 지중해식 식단은 과일, 채소, 견과류, 콩류, 통곡물, 올리브 오일 등 식물성 식품을 중심으로 구성하는 식사법이다. 여기에 오메가-3가 풍부한 생선과 적당량의 유제품을 더하고, 붉은 고기와 가공식품은 최소화하는 것이 특징이다.

이 식단은 인지 기능과 기억력 향상, 장 건강 개선, 염증 완화, 인슐린 민감도 증가, 그리고 심혈관 건강 증진에 효과가 있다. 특히 불포화지방산이 풍부해 심장질환 예방에 뛰어난 효과를 보이며 소식이나 간헐적 단식과 유사한 대사적 효과를 얻을 수 있다. 무엇보다도 실천이 비교적 쉽고 지속 가능성이 높다는 장점이 있다.

지중해식 식단을 추천하는 사람	지중해식 식단을 피해야 하는 사람
- 심혈관질환 예방이 필요한 사람 - 만성 염증 관리가 필요한 사람 - 체중 감량을 원하는 사람	- 알레르기가 있는 사람(견과류, 해산물 등에 알레르기가 있는 사람은 주의해야 한다) - 저칼로리 식단이 필요한 사람

[표10] 지중해식 식단이 권장되는 사람과 피해야 할 사람

넷째, 케토제닉 식단은 탄수화물 섭취를 줄이고, 지방 섭취를 늘리는 식사법이다. 흔히 '저탄고지'라고 불리는 식단으로, 핵심은 몸이 탄수화물 대신 지방을 연료로 사용하도록 유도하는 것이다. 이는 단기적으로는 중성지방 감소, HDL 콜레스테롤 증가, 체중 감소에 도움을 줄 수 있다. 또 하나 주목할 점은 탄수화물 섭취가 줄어들면 인슐린 수치가 낮아지고 자가포식이 촉진된다는 것이다. 이 과정은 손상된 세포를 청소하고 기능을 개선하는 데 도움이 되어 노화 방지에도 긍정적인 영향을 미칠 수 있다.

하지만 단순히 케토시스를 유지하는 데만 집중하면 오히려 역효과를 낳을 수 있다. 가공식품과 저품질 지방으로 식단을 구성하면서 탄수화물만 피하는 방식을 '더티 케토 dirty keto'라 하는데, 이는 오히려 건강에 악영향을 줄 수 있다. 우리가 지향해야 할 방향은 '클린 케토 clean keto'다. 이는 가공되지 않은 식품, 고품질 지방, 그리고 신선한 채소를 중심으로 구성된 식단으로, 건강과 영양 균형을 동시에 고려한 방식이다.

케토제닉 식단을 추천하는 사람	케토제닉 식단을 피해야 하는 사람
- 체중 감량이 목표인 사람 - 뇌 건강 개선을 원하는 사람(케톤체를 생성하여 뇌 건강에 도움이 될 수 있다는 연구 결과가 있다) - 제2형 당뇨병 환자(혈당 수치를 개선하고 인슐린 민감성을 높인다)	- 신장질환이 있는 사람(탄수화물을 극단적으로 줄이면 신장에 부담을 줄 수 있다) - 호르몬 불균형이 있는 여성(일부 연구에 따르면, 케토제닉 식단이 여성의 호르몬에 영향을 미칠 수 있다) - 고지혈증이 있는 사람(고지방 식단으로 고지혈증이 있는 사람은 혈중 지방 수치가 더욱 악화될 수 있다)

[표11] 케토제닉 식단이 권장되는 사람과 피해야 할 사람

나쁜 음식을
독약처럼 여겨라

식단을 이야기할 때 많은 사람이 마치 도덕 교과서를 보듯 지루한 표정을 짓는 이유는 모범적인 식습관을 지켜야 한다는 부담감 때문이다. 이상적으로는 건강한 식습관을 잘 지키고 싶지만 현실에서는 실천하기가 참 어렵다. "그럼 도대체 무엇을 먹어야 할까?"라는 질문이 떠오르는 것도 이러한 부담감 때문일 것이다. 이러한 고민에 집착하다 보면 식단 관리가 점점 복잡해지고 결국 포기하게 된다.

건강한 식습관에서 가장 중요한 것은 '무엇을 먹느냐'보다 '무엇을 피하느냐'이다. 물론 좋은 음식을 섭취하는 것도 중요하지만, 몸을 해치는 음식들을 인식하고 피하는 것이 더욱 우선되어야 한다. 이 과정에서 해로운 음식을 피하는 안목과 습관을 기르면 자연스럽고 지속 가능한 방식으로 건강한 식습관을 실천할 수 있다.

어떤 음식을 피해야 할까? 답은 간단하다. 염증을 유발하는 음식, 즉 친염증성 pro-inflammatory 식품을 멀리하면 된다. 노화와 만성질환의 주요 원인은 염증이며, 우리가 먹는 음식이 염증에 영향을 미친다는 것은 이미 잘 알려진 사실이다.

친염증성 식품을 판단하는 방법 중 하나는 '식이염증지수(dietary inflammatory index, DII)'를 참고하는 것이다. DII는 음식이 TNF-α, IL-6, hs-CRP 등 염증 바이오마커에 미치는 영향을 점수로 환산한 지표다. 점수가 높을수록 염증을 촉진하는 식품에 가깝고, 점수가 낮을수록 항염증 식품에 해당한다. 대표적으로 설탕, 튀긴 음식, 정제탄수화물, 탄산음료, 술 등은 염증을 유발하는 경향이 강하며, 과일, 채소, 통곡물, 올리브오일, 견과류, 생선, 요거트 등은 항염 효과가 있다.

참고로 술은 전신에 염증 반응을 유발한다. 아세트알데히드와 같은 독성물질이 세포를 손상시키고 기능을 저하시켜 산화 스트레스와 만성 염증을 촉진한다. 이 과정에서 활성산소가 증가하고, 염증성 사이토카인이 분비되어 염증 노화를 가속화된다. 술은 담배와 더불어 발암물질로 꼽히는 백해무익한 요소이므로 멀리하는 것이 좋다.

친염증성 식품을 쉽게 기억하기 위해 추천하는 방법은 '갈색 음식'을 떠올리면 된다. 식빵, 맥주, 노릇하게 구운 고기 등은 공통적으로 갈색빛을 띠는데, 이는 마이야르 반응에 의한 것이다. 이 반응은 음식을 맛있어 보이게 만들지만, 동시에 AGEs를 생성한다.

AGEs가 체내에 들어오면, 최종당화산물 수용체(receptor for advanced glycation end products, RAGE)에 결합하여 염증 반응과 산화 스트레스를 증가시킨다. 그 결과 세포 손상이 촉진되고 혈관 내피 기능이 저하되면서 심혈관질환의 위험이 높아질 수 있다. 또한 신장세포 손상으로 신장질환이 유발될 수 있으며, 신경세포가 망가지면서 신경퇴행성질환 및 신경염증을 촉진할 수 있다. 뼈 대사에도 악영향을 미쳐 골다공증 위험까지 증가할 수 있다. 따라서 염증을 줄이고 싶다면 갈색빛을 띠는 친염증성 식품부터 멀리하는 것이 중요하다.

초가공식품이 만든
30년 후의 얼굴

친염증성 식품 중에서도 특히 주의해야 하는 것이 초가공식품이다. 초가공식품은 사람들이 선호하는 맛과 식감을 내기 위해 인공첨가물이 다량 함유되어 있으며, 가공 과정에서 영양소가 손실되기 쉽다. 라면, 햄, 소시지, 과자류, 아이스크림, 시리얼, 탄산음료 등이 우리가 일상적으로 섭취하는 대표적인 초가공식품이다.

초가공식품이 특히 위험한 이유 중 하나는 식욕 조절에 영향을 미쳐 지속적으로 섭취하게 만든다는 점이다. 한 연구에서는 흰빵, 사탕, 케이크, 도넛, 설탕이 많이 든 음료수 등 고도로 정제된 탄수화물(highly refined carbohydrates, HRC) 식이가 시상하부에서 세로토닌과 도파민 신호 전달에 미치는 영향을 분석했다.[38] 이 실험에서 세로토닌과 도파민 수용체의 변화를 측정한 이유는, 이 두 신경전달물질이 인간과 동물의 식욕 및 보상 시스템에 중요한 역할을 하기 때문이다. 초가공식품이 세로토닌 및 도파민 시스템에 미치는 영향을 분석하여 식욕 조절과 비만 유발 메커니즘을 밝히는 것이 이 연구의 목적이었다.

연구진은 쥐를 두 그룹으로 나누어 HRC 식이와 일반 사료를 자유롭게 섭취하게 한 뒤, 두 그룹의 뇌에서 세로토닌 수송체[SERT]와 도파민 수송체[DAT] 유전자가 얼마나 발현되는지를 측정했다. 유전자 발현량은 '실시간 PCR' 분석법을 이용해 정량화했다.

29주 후, HRC 식이를 먹은 쥐들은 내장 지방과 혈중 중성지방 수치가 유의하게 증가하며 대사 건강이 전반적으로 악화됐고, 세로토닌 수송체의 발현도 높아진 것으로 나타났다. 이러한 결과는 HRC 식이가 대사 불균형뿐 아니라 뇌의 세로토닌 신경계에도 영향을 미칠 수 있음을 보여준다. 특히 정제탄수화물을 과도하게 섭취하면 포만감과 배고픔을 조절하는 뇌의 기능이 교란돼 시상하부의 식욕 조절 능력이 약해지고, 초가공식품을 갈망하는 악순환에 빠질 수 있다는 점도 시사한다.

하지만 그 맛과 유혹에 넘어가 초가공식품을 즐기다 보면 결국 '건강하지 않은 외형'으로 변할 수도 있다. 최근 영국 매체 〈데일리메일〉은 AI를 활용해 초가공식품을 즐겨 먹는 영국 남성의 30년 후 평균 모습을 예측한 이미지를 공개했다. 이 AI 모델은 영국 식품업체 구스토[Gousto]가 실시한 보고서를 바탕으로 만들어졌다.[39]

AI가 생성한 가상의 남성 마이클의 모습은 충격적이다. 어깨는 구부러져 있고, 배는 빵빵하게 부풀어 올라 뱃살이 출렁거린다. 얼굴은 여드름 등 잡티로 얼룩덜룩하고, 다크서클이 짙게 내려와 얼굴 전체가 어두워 보인다. 통통 부어오른 다리에는 감염된 상처로 가득하다. 아울러 마이클은 천식, 우울증, 불안증을 앓고 있으며, 제2형 당뇨병과 뇌졸중, 심장병의 위험에 처해 있다.

이 모습은 초가공식품을 자주 섭취하는 사람들이 맞이할지도 모를 미래를 보여준다. 초가공식품에는 필수 영양소가 부족한 반면 당, 방부제 등의 첨가물이 많이 포함되어 있다. 이러한 식품을 통해 정제탄수화물을 과도하게 섭취하면 중성지방 수치와 인슐린 저항성이 높아져 대사 건강에 문제가 생길 수 있다. 또한 과당의 과다 섭취는 미토를 압도하여 지방산과 트리글리세라이드 생성으로 에너지를 전환하게 만든다. 이 과정 역시 부정적인 대사 변화로 이어질 수 있다.

초가공식품은 만성 염증을 유발하여 각종 질병에 취약하게 만든다. 실제 연구들에서도 초가공식품이 암을 포함한 다양한 건강 문제를 초래할 수 있다는 사실이 속속 밝혀지고 있으며, 초가공식품을 많이 섭취하는 사람들의 사망 위험이 그렇지 않은 사람들보다 높다.

초가공식품 섭취를 피해야 할 이유는 너무나 많다. 물론 그 맛과 편리함, 유혹을 끊어내기가 쉽지 않다는 점은 충분히 이해한다. 그러나 건강과 노화를 생각한다면 초가공식품을 줄이기 위한 노력이 필요하다.

농부에게 돈을 쓰느냐, 의사에게 돈을 쓰느냐

이 문장은 우리 사회가 직면한 건강 관련 딜레마를 잘 보여준다. 농부가 키운 식재료는 각종 비타민과 미네랄이 풍부하다. 그리고 이를 중심으로 한 식단은 비만, 당뇨병, 심혈관질환 같은 현대의 만성질환을 예방하는 데 도움이 된다. 더 나아가 신선한 식품을 중심으로 한 식단은 개인의 건강을 지킬 뿐만 아니라 사회 전체의 의료비 부담을 줄이는 데도 큰 몫을 한다.

농부에게 돈을 쓰지 않으면 결국 의사에게 더 많은 돈을 쓰게 된다. 생산과 소비의 주체들 사이에는 식품회사가 있다. 농부가 키운 신선한 식재료 대신 초가공식품을 선택하면, 즉 식품회사에 돈을 쓰면 건강이 악화되고 결국 병원을 찾게 되는 악순환이 반복된다.

건강을 지키는 현명한 방법은 농부에게 돈을 쓰는 것이다. 이는 우리 몸의 면역력을 키우고, 만성질환을 예방하며 장기적으로는 병원비를 줄이는 선택이다. 우리가 매일 먹는 음식이 우리를 건강하게 만들지, 병원으로 데려갈지 결정한다. 이제 남은 질문은 '그렇다면 어떻게 먹어야 할까?'다. 지금부터 과일과 채소, 그리고 적색육을 건강하게 섭취하는 원칙에 대해 살펴보자.

현재 우리가 먹는 과일은 과거보다 당분 함량이 높아졌다. 하지만 여전히 가공당보다 혈당을 덜 급격하게 올리며 건강에 유익하다. 이상적인 선택은 유기농 과일이지만 일반 과일을 먹더라도 적절히 섭취하는 것이 좋다. 과일의 양은 밥 한 끼에 사과 반쪽 또는 오렌지 반 개 정도가 적당하다.

채소는 건강한 식단에서 빠질 수 없다. 하지만 생채소는 소화기관이 약한 사람이나 항암 치료를 받은 환자들에게 부담될 수 있다. 기생충, 농약 잔류 등의 위험을 줄이기 위해 꼼꼼히 씻어야 하며, 가능하다면 유기농 채소를 선택하는 것이 좋다. 참고로 과일과 채소를 즙으로 섭취하면 섬유질이 제거되어 건강상의 이점이 줄어든다. 특히 과일을 갈아 마시면 혈당이 급격히 상승할 수 있으므로 가능한 한 씹어서 섭취하는 것이 좋다.

고기를 먹을 때 반드시 고려해야 할 점은 지방이다. 많은 사람이 고기를 선택할 때 1등급 한우처럼 지방이 풍부한 고기를 선호하는데, 그 사육 환경을 잘 들여다봐야 한다. 공장식 사육에서 사용되는 GMO 곡물 사료와 항생제, 성장호르몬 등의 영향 때문이다.

지방은 몸속 독성 물질을 저장하고 배출하는 역할을 한다. 사람이 독성 물질을 과다하게 섭취하면 복부 지방이 증가하고 혈관에 부담이 가듯, 공장식으로 사육된 동물의 지방에도 유해물질이 축적될 가능성이 있다. 따라서 가능하면 방목 환경에서 자연스럽게 자란 동물의 고기를 선택하는 것이 좋다.

고기를 어떤 형태로 먹느냐도 중요하다. 적색육은 WHO에서 2군 발암물질로 분류되지만, 햄, 소시지 같은 가공육은 1군 발암물질로 지정되어 있다. 따라서 가공을 최소화한 고기를 하루 50g 이하, 즉 계란 한 개 정도의 크기로 제한하는 것이 바람직하다. 또한 적색육 대신 닭

고기나 생선으로 대체하는 것도 좋은 방법이다.

우리가 흔히 먹는 소고기, 돼지고기, 닭고기 등의 육류는 대체로 단백질 함량이 약 20% 내외다. 예를 들어 고기 40g에는 약 8g의 단백질이 들어 있으며, 살코기일수록 단백질 함량은 더 높고, 반대로 지방이 많은 부위일수록 단백질 비율은 낮아진다.

생선도 훌륭한 단백질 공급원이다. 생선의 단백질 함량은 약 15~20%로 40~50g의 생선을 통해 약 8g의 단백질을 섭취할 수 있다. 다만 생선의 종류에 따라 단백질 함량에는 차이가 있다. 고등어나 참치 같은 등푸른생선은 단백질 함량이 높은 편이고, 대구, 명태처럼 흰살생선은 상대적으로 낮은 편이다.

조리 방법도 중요하다. 고기를 구우면 벤조피렌 같은 발암물질이 생길 수 있으니, 가능하면 삶거나 찌는 쪽이 낫다. 단순히 조리법을 바꾸는 것만으로도 해로운 성분을 줄이고, 영양소를 더 안전하게 챙길 수 있다.

나물은
데쳐 먹는 것이 좋다

일반적으로 야채를 생으로 먹는 것이 건강에 더 유익하다고 생각한다. 실제로 생야채에는 조리 과정에서 손실되기 쉬운 비타민 C, 엽산과 같은 수용성 비타민이 풍부하게 유지되며, 식이섬유 역시 파괴되지 않아 장 건강 개선 및 포만감 유지에 긍정적인 영향을 준다. 또한 효소 및 파이토케미컬(식물이 만들어내는 생리활성물질) 역시 열에 약하기 때문에, 생으로 섭취할 때 더 많은 양이 체내에 도달할 가능성이 있다. 토마토, 당근, 파 등의 생야채 섭취는 고혈압 발생 위험을 낮추는 데 도움이 될 수 있다는 역학적 연구 결과도 보고된 바 있다.

그러나 생야채가 항상 최선의 선택은 아니다. 야채에 함유된 특정 영양소의 체내 흡수율은 조리 방식에 따라 크게 달라질 수 있기 때문이다. 대표적으로 지용성 항산화물질인 베타카로틴과 라이코펜은 열을 가해야 식물세포벽이 파괴되어 체내에 더 잘 흡수된다. 실제로 조리한 토마토나 당근을 섭취했을 때 혈중 항산화 활성도가 생야채를 섭취할 때보다 높아진다는 연구 결과도 있다.

미국 터프츠 대학교 Tufts University의 영양학 리뷰에 따르면 수용성 비타민의 손실을 최소화하면서도 지용성 항산화물질의 흡수를 증가시킬 수 있는 가장 이상적인 조리법은 '스팀(증기 조리)' 방식이다. 물에 직접 담그는 방식보다 영양소 유실이 적고, 가열에 따른 세포벽 파괴로 흡수율은 높아지는 이점이 있다. 여기에 전자레인지 활용, 소량의 기름으로 볶기 역시 과도한 영양소 손실을 줄이는 합리적인 조리 방법으로 권장된다.

한편, 일부 생야채는 오히려 조리 후 섭취하는 것이 안전하다. '감자', '가지'처럼 솔라닌이라는 천연 독성 물질을 함유한 식품은 가열을 통해 독성 농도가 낮아져야 안전한 섭취가 가능하다. 시금치, 브로콜리, 생콩류 등은 과량 섭취 시 소화장애나 옥살산에 의한 신장결석 위험이 증가할 수 있으므로 주의가 필요하다. 결국 '생이냐, 익힘이냐'는 절대적 기준이 아니라 식품의 성분 특성과 개인의 건강 상태를 고려해 적절히 조합해야 하는 문제다.

이러한 점에서 전통 한식의 조리 방식은 영양학적으로 주목할 만한 구조를 갖고 있다. 생채, 겉절이, 나물, 김치 등은 생식과 조리, 발효와 비발효가 공존하며, 날것과 익힌 것의 균형, 따뜻한 기운과 차가운 기운의 조화를 지향한다. 특히 발효된 채소는 유산균과 미생물 대사산물이 풍부해 체내 흡수율을 높이고, 염증 억제 및 대사 건강 개선에 기여하는 것으로 알려져 있다. 김치의 항산화 효과, 장내 미생물 다양성 개선, 혈압 및 혈당 안정화 작용 등은 다수의 임상 및 메타분석 결과를 통해 과학적으로 입증되고 있다.

요약하면 야채 섭취의 핵심은 '어떻게 조리할 것인가'가 아니라 '무엇을 어떻게 조합할 것인가'에 있다. 매일의 식사는 단순한 영양 공급이 아니라 세포 수준의 건강과 노화에 영향을 미치는 선택의 연속이다. 생야채 한 접시, 데친 나물 한 그릇, 발효된 김치 한 젓가락. 그 조합이야말로 염증을 낮추고, 미토콘드리아를 보호하며, 건강한 노화를 유도하는 섭취 전략이다.

Tip. 조리하면 더 건강해지는 음식들

적절한 조리는 안전성, 소화력, 영양 흡수 측면에서 유익할 수 있다. 데치거나 찌거나 익혀 먹으면 세포벽 파괴 및 단백질 구조 변화로 인해 소화가 더 잘 되고 여러 영양소의 흡수율이 높아진다. 다음은 조리하면 더 건강해지는 음식들이다.

- **아스파라거스**: 조리하면 섬유질의 세포벽이 부드러워져 엽산, 비타민 A, C, E 등 항산화 비타민의 체내 흡수가 향상된다.
- **버섯**: 익히면 아가리틴 agaritine 이라는 잠재적 발암물질이 분해되고, 에르고티오네인 ergothioneine 같은 항산화 물질의 생체 이용률이 증가한다.
- **시금치**: 데치면 수산 salates 함량이 낮아져 철분, 마그네슘, 칼슘, 아연 등의 무기질 흡수율이 증가할 수 있다.
- **토마토**: 조리하면 라이코펜의 분자 구조가 변해 생체 이용률이 크게 증가한다.
- **당근**: 열을 가하면 세포벽이 무너지면서 베타카로틴의 추출률과 흡수율이 높아진다.
- **감자**: 날감자의 전분은 저항성 전분 resistant starch 형태로 거의 소화되지 않지만, 조리하면 소화 가능한 형태로 전환되어 소화 흡수가 용이해진다.
- **콩류(렌틸콩, 강낭콩 등)**: 생콩에는 렉틴 lectin 이라는 독성이 존재하며, 충분히 불리고 열 조리를 하여 이 독소가 불활성화되면 안전하게 섭취할 수 있다.

사우나로
적절한 자극을 주어라

핀란드에서 사우나는 단순한 목욕이 아니라 생활의 일부이자 문화다. 계절과 관계없이 가족과 함께 사우나를 즐기며 정서적·사회적 유대를 형성한다. 과거에는 중요한 집안 결정도 사우나를 하며 논의했다고 전해진다. 이러한 사우나 문화는 핀란드뿐만 아니라 러시아, 일본 등 여러 나라에서도 다양한 형태로 발전했다. 러시아의 전통 사우나 '바냐banya'에서는 나뭇가지 뭉치인 베닉venik으로 몸을 두드리고, 일본에서는 자연 온천 '온센温泉'에 몸을 담갔다.

　오랜 세월 동안 이어져온 사우나는 건강에 여러 긍정적인 영향을 미친다. 사우나는 혈류를 증가시키고 혈압을 낮춰 심혈관 건강을 개선하는 데 도움을 준다. 또 땀을 통해 체내 노폐물과 독소를 배출해 해독 작용을 촉진한다. 코르티솔 수치를 감소시켜 스트레스를 줄이고 정신건강을 개선하는 효과도 있다. 면역력 강화에도 기여하는데, 백혈구 생성을 자극하여 면역체계를 활성화하고 운동 후 근육 통증을 줄이며 회복을 돕는 것으로 알려져 있다.

사우나가 건강에 유익한 이유는 우리 몸에 적절한 스트레스를 주기 때문이다. 일반적으로 스트레스는 부정적인 요소로 여겨지지만, 적절한 수준의 스트레스는 오히려 신체 기능을 강화할 수 있다. 이를 '호르메시스 효과'라고 한다. 미량의 독소나 가벼운 스트레스가 오히려 생물의 성장에 도움을 주는 생리적 반응인 호르메시스 개념은 16세기 스위스 의사 파라켈수스 Paracelsus에 의해 처음 논의되었으며, 이에 대해 그는 "독은 오직 용량에 따라 결정된다."라고 말했다. 적절한 자극은 오히려 면역체계를 강화하고 몸의 회복력을 높일 수 있다.

사우나를 하면 호르메시스 반응으로 스트레스 단백질의 일종인 열 충격 단백질이 생성된다. 이는 세포를 보호하고 손상을 복구하는 역할을 한다. 또한 미토의 기능을 최적화하는 데도 기여할 수 있다. 우리 몸이 높은 온도를 견딜 수 있게 하는 동시에 세포 손상을 막고, 기존의 손상을 제거하도록 돕는 것이다.

이러한 호르메시스 효과는 미토에서도 나타난다. 적당히 스트레스를 받은 미토는 회복력이 강해지고 세포를 보호하며, 향후 더 강한 스트레스에 대한 저항력을 키운다. 이 개념을 잘 설명하는 문구가 있다. "나를 죽이지 않는 것은 나를 더 강하게 만든다 What doesn't kill you makes you stronger." 이 말은 19세기 독일 철학자 프리드리히 니체가 《우상의 황혼》에서 사용한 표현으로, 이 격언을 통해 역경과 시련을 극복하면 개인의 성장과 회복력이 강화된다고 강조했다. 마찬가지로 적절한 자극을 통해 신체에 부담을 주는 것은 장기적으로 회복력을 높이는 데 중요한 역할을 한다.

사우나는 우리 몸에 적절한 스트레스를 가해 건강을 도모하는 대표적인 예다. 피곤하거나 컨디션이 평소보다 저하된다면 사우나를 한번 해보길 권한다. 나 역시 사우나를 꾸준히 활용하면서 그 효과를 분명히 체감해왔다.

많은 분이 사우나의 횟수는 어느 정도가 적절한지 묻는다. 핀란드 헬싱키에서 실시된 대규모 연구에서는 2,000명 이상의 중년 남성을 대상으로 건강 데이터를 분석한 결과, 매주 4~7회 사우나를 이용한 남성들은 매주 1회만 이용한 남성들보다 심장병 및 모든 원인에 의한 사망률이 2배 이상 낮았다. 또한 이 연구를 진행한 탄야니이나 라우카넨 Tanjaniina Laukkanen 은 다른 연구에서 사우나 이용 빈도가 높을수록 알츠하이머병 위험이 감소하고, 염증 지표 중 하나인 혈청 C-반응성 단백질 CRP 수치가 낮아진다는 사실도 확인했다. 사우나에서 땀을 흘리거나 찬 샤워나 목욕을 즐기면 몸에 약간의 스트레스나 역경을 제공하게 되어 호르메시스를 활성화하고 장수 유전자를 활성화시키는 데 도움이 된다.[40]

Tip. 사우나, 염증 낮추는 '뜨거운 루틴'

하루 1회 정도 사우나를 규칙적으로 활용해보기를 권한다. 처음부터 장시간 이용하기보다는 몸 상태에 따라 10~15분 내외의 짧은 시간부터 시작해 점차 늘려가는 방식이 바람직하다. 단, 사우나 열기에 지속적으로 노출될 경우 얼굴 피부가 자극받을 수 있으므로, 찬물에 적신 수건으로 얼굴을 덮어 피부를 보호하는 것이 좋다.

단, 고혈압·심혈관질환·임신 중이거나 기타 지병이 있는 경우 사우나 이용 전 반드시 의사와 상담해야 한다. 피부가 예민하거나 홍조가 있는 경우에도 사용을 조절하거나 피하는 것이 좋다.

사우나는 적절히 활용하면 염증을 완화하고 자율신경 균형을 회복하는 데 도움이 되지만, 무리하게 오래 머무르거나 체력 상태를 고려하지 않고 이용하는 것은 오히려 해가 될 수 있다. 몸이 보내는 신호에 귀 기울이며, 건강한 범위 내에서 활용하는 것이 장기적으로 염증을 낮추고 노화 속도를 조절하는 데 도움이 된다.

앉아 있으면 늙고
움직이면 젊어진다

염증 노화를 늦추고, 활력 있는 삶을 위한 가장 효과적인 방법은 '운동'이다. 운동은 다양한 생리학적 기전을 통해 염증을 조절하고 노화를 지연시킨다. 그렇다면 운동이 이처럼 건강에 이로운 이유는 무엇일까?

마이오카인은 운동할 때 근육에서 분비되는 호르몬으로 염증을 억제하고 대사 기능을 조절하는 데 핵심적인 역할을 한다. 대표적인 마이오카인으로는 IL-6, 이리신^{Irisin}, FGF21 등이 있다. IL-6는 운동 직후 일시적으로 염증 반응을 높일 수 있지만, 장기적으로는 면역력을 높이고 항염 작용을 유도한다. 이리신은 지방세포의 대사를 촉진해 인슐린 감수성을 개선하고, FGF21은 혈당 조절과 지방산 산화를 촉진함으로써 대사 건강에 도움을 준다.

또한 운동은 자가포식을 활성화시켜 염증 반응을 억제한다. 자가포식은 손상된 세포 구성 요소를 제거하고 재활용하는 신체의 내부 청소 시스템으로, 세포의 건강을 유지하는 데 필수적이다. 운동을 하면 세포 내 에너지 대사 경로인 AMPK 경로가 자극되어 자가포식이 활발해지고 염증 반응이 억제되어 노화를 지연시킬 수 있다.

미토 기능의 개선도 운동의 중요한 효과 중 하나다. 유산소운동은 AMPK 경로를 활성화해 미토의 생성을 촉진하고, 근력운동은 미토의 에너지 생산 능력을 향상시켜 염증을 완화시킨다.

그뿐만 아니라 운동은 항산화 시스템을 강화하고 염증 유발 인자의 활동을 억제하는 작용도 한다. 이를 통해 활성산소로 인한 세포 손상을 줄이고, NF-κB나 TNF-α와 같은 염증 매개체의 작용을 낮춤으로써 전신 염증 수준을 조절할 수 있다.

염증 노화를 막는
효과적인 운동과 순서

염증 노화를 완화하기 위해서는 다양한 운동을 균형 있게 하는 것이 중요하다. 각각의 운동은 염증을 조절하는 방식이 다르기 때문에, 하나의 운동에만 집중하기보다는 목적에 따라 여러 유형의 운동을 조합하는 것이 효과적이다.

유산소운동은 전신 염증을 줄이고 미토의 기능을 개선하는 데 큰 역할을 한다. 걷기, 조깅, 수영, 자전거 타기와 같은 유산소운동을 꾸준히 하면 AMPK 경로를 자극하여 미토 생성을 촉진시키고, 지방산 산화를 유도해 인슐린 감수성을 향상시킬 수 있다. 결과적으로 체내 염증 수준이 낮아지고 대사 기능이 개선된다. 이러한 효과를 얻기 위해서는 일반적으로 최대 심박수의 60~75% 수준에서 30~45분 정도 지속하는 것이 권장된다.

또한 근력운동은 근육을 유지하고 성장시키는 동시에 염증을 유발하는 인슐린 저항성을 완화하는 데 도움이 된다. 아울러 세포의 성장과 대사에 관여하는 mTOR 경로를 자극하여 단백질 합성과 세포 성장을 촉진하고 염증을 완화한다. 대표적인 근력운동으로는 스쿼트, 런지, 데드리프트, 팔굽혀펴기 등이 있으며, 이러한 근력운동을 주 2~3회 정도 중강도 수준으로 꾸준히 실천하면 염증 노화를 예방하는 데 큰 도움이 된다.

유연성 운동은 스트레스를 완화하고 자율신경계를 안정시키는 데 효과적이다. 요가, 필라테스, 스트레칭은 코르티솔 수치를 낮추고 자율신경계를 조절함으로써, 염증성 사이토카인의 분비를 줄인다. 이러한 운동은 단독으로 수행해도 좋고, 유산소·근력운동과 병행하면 신체 회복력을 더욱 높일 수 있다. 주 3회 이상 규칙적으로 수행하는 것을 추천한다.

> **Tip. 운동 효과 한눈에 보기**
>
> **· 유산소운동**
>
> 전신 염증 감소 및 미토콘드리아 강화
>
> 기전: AMPK 활성화 → 미토 생성 촉진 → 인슐린 감수성 증가 → 염증 감소
>
> **· 근력운동**
>
> 근육 유지 및 항염 효과
>
> 기전: mTOR 경로 활성화 → 근육 성장 촉진 → 인슐린 저항성 개선 → 염증 감소
>
> **· 유연성운동**
>
> 스트레스 감소 및 자율신경 조절
>
> 기전: 코르티솔 감소 → 자율신경계 안정화 → 염증성 사이토카인 분비 감소

    3가지 운동에는 각기 다른 이점이 있으므로 균형 있게 해야 한다. 이때 유산소운동과 근력운동의 '순서'를 고려하는 것이 중요하다. 앞서 살펴봤듯 근력운동은 mTOR 경로를 자극하고 근육 성장과 단백질 합성을 촉진한다. 특히 단백질이나 필수아미노산인 BCAA 같은 영양소의 섭취와 함께 활성화된다. 반면 유산소운동은 AMPK 경로를 활성화시킨다. 이는 에너지 균형을 조절하고 미토콘드리아 생성 및 지방산 산화를 촉진하는 역할을 한다.

두 경로는 상호작용하는 특성이 있기에 운동의 순서를 어떻게 구성하느냐에 따라 그 효과가 달라질 수 있다. AMPK의 활성은 비교적 단기적이어서 유산소운동 후 몇 시간 내에 정상으로 돌아온다. 반면 mTOR 경로는 상대적으로 장기간 유지된다. ==이를 고려했을 때 '근력운동'을 먼저 하고 '유산소운동'을 수행하는 방식이 이상적이다.== 이 순서로 진행하면 근육 성장에 필요한 단백질 합성 경로를 충분히 자극한 뒤, 유산소운동으로 미토 생성과 회복 과정을 도울 수 있다.

반대로 유산소운동을 먼저 하고 곧바로 근력운동을 하면 AMPK가 먼저 활성화되면서 mTOR의 작용이 억제될 수 있다. 특히 고강도의 유산소운동을 한 직후 근력운동을 하면 근육 회복과 단백질 합성에 악영향을 미칠 수 있다.

물론 유산소운동을 먼저 한다고 항상 문제가 되는 것은 아니다. 가벼운 걷기나 저강도 조깅은 AMPK를 과도하게 자극하지 않기 때문에 근력운동 이후에 해도 무리가 없다. 하지만 고강도 인터벌 트레이닝이나 마라톤처럼 AMPK 활성도가 높은 운동은 근육 회복을 방해할 수 있으므로 주의하는 것이 좋다.

고령자를 위한 운동 가이드

나이가 들수록 신체의 회복 속도가 느려지고 근육량과 균형 감각이 점차 감소한다. 이러한 변화를 늦추고 건강한 기능을 유지하기 위해서는 유산소운동, 근력운동, 유연성운동, 균형훈련을 종합적으로 병행하는 것이 중요하다.

다만, 고령자일수록 운동의 강도와 빈도를 세심하게 조절해야 한다. 관절에 무리가 가지 않도록 주의하고 신체 상태에 맞는 안전한 범위 내에서 지속 가능한 운동 프로그램을 구성해야 부상 없이 건강을 관리할 수 있다.

유산소운동: 가벼운 걷기

운동을 오래 쉬었던 고령자는 편안하게 대화할 수 있는 정도의 강도로 시작하는 것이 적절하다. 특별한 제한이 없다면 나이에 따른 최대 심박수를 참고해 점진적으로 강도를 조절하는 것이 좋다. 처음에는 가벼운 걷기와 같은 운동으로 전신을 활성화하고, 점차 강도를 높여 근육에 부담을 주는 방식으로 진행하는 것이 효과적이다.

근력운동: 턱걸이 한 개부터 시작하기

근력운동은 근육량, 근력, 지구력을 향상시킬 뿐만 아니라, 관절의 안정성과 균형 감각을 개선하여 노년기에 발생하는 낙상을 예방하는 데 효과적이다. 특히 이러한 효과를 위해서는 전체 근육의 약 70%가 집중된 하체의 근육을 강화하는 것이 효과적이다.

운동을 오랫동안 쉬었다면, 의자에서 일어나기 같은 간단한 동작부터 시작해 맨몸 스쿼트 같은 동작을 이어가는 것이 좋다. 스쿼트를

10회 이상 무리 없이 수행할 수 있다면, 1~2kg 정도의 가벼운 덤벨을 활용해 점진적으로 부하를 늘려가는 것이 좋다. 횟수의 경우 근골격계가 약한 경우에는 12~20회 반복할 수 있는 가벼운 중량을 사용하는 것이 적절하다. 과도한 무게는 오히려 부상 위험을 높일 수 있으므로 욕심부리지 않는 게 좋다.

상체 운동은 복잡하게 생각할 필요 없다. 턱걸이 하나만 제대로 해도 충분하다. 전설적인 보디빌더이자 배우였던 아놀드 슈워제네거는 저서 《아놀드 슈워제네거 보디빌딩 백과》에서 "턱걸이는 할 수 있을 때까지 반복해서 하는 것"이라며, 턱걸이를 상체 운동의 핵심으로 강조했다. 현대인은 장시간 앉은 자세에 익숙해 전면 근육이 긴장되고 수축되기 쉬운데, 이는 등이 굽어 어깨가 앞으로 말리는 라운드숄더나 거북목 같은 자세 불균형으로 이어질 수 있다. 따라서 등과 후면 근육을 강화하는 운동에 집중하는 것이 중요하다.

운동 방법이나 횟수를 고민하느라 스트레스를 받을 필요는 없다. 우선 턱걸이 10개를 할 수 있는 몸을 만드는 것부터 시작해보자. 턱걸이를 한 개만 할 수 있어도 상위 0.01%다. 꾸준히 실천하면 턱걸이 하나만으로도 복근을 만들고 신체 전반의 건강을 개선할 수 있다.

균형운동: 플랭크 3분 30초 버티기

나이 들수록 균형 감각을 길러야 낙상을 예방할 수 있다. 균형 감각은 한쪽 다리로 서기나 밸런스 보드 같은 간단한 동작을 통해 기를 수 있다. 다만 위치 감각이 저하된 고령자에게는 균형훈련보다 근력과 유연성을 키우는 운동이 낙상 예방에 더 효과적일 수 있다.

일례로 엎드린 자세에서 몸을 곧게 편 채로 버티는 플랭크는 코어 근육을 강화하는 데 효과적인데, 코어 근육이 강하면 균형 감각을 유지하는 능력도 함께 향상된다. 참고로 미군 체력 테스트에서 플랭크를 3분 30초 지속하면 만점이다. 이를 목표로 꾸준히 해보길 권한다.

유연성운동: 주 3회 스트레칭하기

스트레칭을 통해 유연성을 높이면 관절의 움직임도 부드러워지고 부상 예방에 도움이 된다. 특히 운동 후에는 긴장된 몸을 풀어주고, 수축한 근육을 자연스럽게 이완시켜 회복을 돕는다. 스트레칭은 주 3회 이상, 어깨, 목, 허리, 등, 엉덩이, 허벅지 앞뒤, 종아리 등 주요 근육을 중심으로 꾸준히 하는 것이 좋다.

운동을 하면 몸뿐만 아니라 뇌도 젊어진다. 스웨덴의 카롤린스카 연구팀은 70세 성인 739명의 뇌 MRI 데이터와 혈액검사 결과, 그리고 운동 습관과 건강 상태 등 다양한 생활습관 정보를 수집해 분석했다. 그 결과 규칙적인 운동과 안정적인 혈당 수치가 뇌를 젊게 유지하는 주요 요인인 것으로 확인되었다. 반면 당뇨병, 염증, 뇌졸중 등은 뇌를 더 나이 들어 보이게 만드는 요인으로 지목됐다.

피로와 노화를 멈추는
4단계 루틴

우리는 보통 몸에 이상이 생기면 병원에 가고, 그제서야 건강을 챙긴다. 하지만 몸에 문제가 없어 보일 때야말로 건강 관리를 시작해야 할 시점이다. 지금 당장은 별일 없어 보여도 오늘 바꾸는 작은 습관 하나가 10년 뒤 나의 생물학적 나이를 바꾼다. 건강은 운이 아니라 매일의 습관이고 선택이다.

나는 실제로 환자들에게 3~6개월 간격으로 혈액검사를 통해 지표를 체크하고, 식단과 보충제, 운동 루틴을 개인화하는 방식을 실천하고 있다. 그리고 놀랍게도 3개월 정도만 지나도 염증 수치가 안정되고, 예전보다 덜 피곤하다고 말하기 시작한다. 그런 경험을 바탕으로, 건강을 잃기 전에 미리 지키는 방법들을 알아보자. 앞으로의 의학이 얼마나 빠른 속도로 발전할지는 도저히 상상이 안 되지만, 지금 당장 실천할 것들이 있다.

먼저 어떻게 노년을 보낼지에 대해서 생각해봐야 한다. 만일 건강은 크게 신경 쓰지 않고 그냥 되는 대로 살다 가겠다고 생각한다면 이 책을 더 읽을 필요도 없다. 노년을 조금이라도 더 건강한 모습으로 오랜 기간 살고 싶은 열망이 있다면 마인드셋을 다잡을 필요가 있다.

"나는 예방적이고 적극적인 방식으로 건강한 수명과 장수를 위해 노력하겠다."고 다짐해야 한다. 증상 발견 시 조기에 대처하고 증상 관련 검사를 3~6개월마다 받으며 노화 관련 생체 지표를 확인해야 한다. 그리고 자신의 건강을 개선할 수 있는 식습관과 생활습관을 엄격히 지켜나가고, 일부 중요 치료제나 보충제에 대해 의사와 상담할 수 있어야 한다. 건강과 노년의 젊음을 유지하려면 5가지를 새기자.

1. 건강한 노년을 쟁취하기 위해 내 마음의 방향을 설정하라.
2. 혈액검사와 체성분검사 결과를 통해 내 몸의 지표를 확인하고 목표를 세워라.
3. 내 몸의 목표에 맞게 식습관과 생활습관을 재정비하라.
4. (질병이 안 생기도록 하되 일단 생겼다면) 개별적으로 질환을 치료하지 말고 전신적 holistic 으로 관리하라.
5. 정기적으로 몸 상태를 확인하며 적절한 조치를 취한 다음 1~4단계를 반복하라.

이 정도의 노력도 하지 않으면서 의사가 주는 약 처방과 치료에만 의존한다면, 근본적인 만성질환 치료는 가능하지 않을 것이며 젊어지는 것은 더더욱 어려울 것이다. 이 점을 깨달아야 한다.

2, 4번은 병원에서 의사와 같이 해야 할 것이고, 1, 3번은 혼자서도 할 수 있는 것이다. 앞서 언급했듯이 먹어서 건강해지려고 하지 말고, 나쁜 음식을 독약이라고 여겨야 한다는 것이다. 즉, 절대로 하면 안 되는 것들을 피하는 습관을 갖는 것이 중요하다. 또한 그러면 왜 안 되는지 이해해야 한 단계 업그레이드된 식단을 실천하기가 쉽다.

1단계
: 내 마음의 방향 설정하기

건강을 관리하려는 사람들 대부분은 우선 '숫자'부터 확인하려 한다. 혈압, 혈당, 체중, 체지방률 같은 수치를 보며 '좋다', '나쁘다'를 판단한다. 물론 숫자는 중요하다. 하지만 진짜 건강을 바꾸는 힘은 수치 이전에 '왜'에서 나온다. 왜 나는 건강해지고 싶은가? 무엇을 위해 이 습관을 바꾸려 하는가? 그 이유를 명확히 세워야 건강을 위한 나의 선택을 오래 유지할 수 있다. 먼저 당신의 노년을 상상해보자. 일반적으로 노년이라고 하면 하얗게 변한 머리카락과 주름, 얇아진 눈썹과 입술, 굽은 등이 생각난다. 당신이 바라는 노년은 어떤가? 다음 문장을 보고 고민해보자. 당신의 마음에 와닿는 문장이 건강한 노년을 위한 시작이 될 것이다.

- 나는 오랫동안 가족, 친구들과 함께 많은 추억을 만들고 싶다.
- 나는 아파서 누워 있는 것이 아니라 산책하며 사색하고 싶다.
- 나는 나 자신의 힘으로 세계 여행을 다니고 싶다.
- 나는 건강한 몸으로 노년까지 일하고 싶다.

여기 적힌 문장 외에도 당신 스스로 건강을 위한 다짐을 할 수 있다. 스스로 선택한 문장 하나가 당신의 삶의 이정표가 되어줄 것이다.

2단계
: 내 몸의 지표 확인하기

이제 마음의 준비가 되었다면 내 몸의 객관적 상태를 파악할 차례다. 길을 떠날 때도 현재 위치를 알아야 목적지에 도달할 수 있다. 병원 검진 결과지를 꺼내 다음 항목들을 확인해보자.

항목	일반 기준치	최적치(권장 목표)	설명
중성지방	150mg/dL 미만	<100mg/dL	높을수록 인슐린 저항성, 지방간, 심혈관질환 위험 증가

HDL 콜레스테롤	남≥40, 여≥50mg/dL	남≥60, 여≥60mg/dL	높을수록 심혈관 보호 효과
공복 혈당	100mg/dL 미만	80~90mg/dL	안정적 혈당 대사, 대사 증후군 예방
당화혈색소	5.7% 미만	5.0~5.3%	장기적 혈당 관리 상태 지표
수축기 혈압	120mmHg 미만	110~120mmHg	심혈관 부담 최소화
이완기 혈압	80mmHg 미만	70~80mmHg	
허리둘레	남≤102cm, 여≤88cm	남≤90cm, 여≤80cm	내장지방 축적과 밀접한 지표

[표12] 주요 대사 건강 지표와 권장 기준값

일반 기준치는 질병 진단의 '하한선'일 뿐 진정으로 건강하고 활력 넘치는 몸을 원한다면 기능의학적 최적치를 목표로 관리해보자. 이 기준을 모두 충족하지 못하더라도 낙담할 필요는 없다. 우리 몸은 작은 변화를 신호로 받아들이고, 그 신호들이 모이면 삶의 방향이 된다.

기준치에 들어오지 않는다면 지금이 바로 개선을 위한 적기다. 내 몸은 이미 작은 신호를 보내고 있었을지도 모른다. 이제는 그 신호를 무시하지 말고, 세포 하나하나가 제대로 에너지를 만들어낼 수 있도록 생활습관을 점검하고 조정할 준비를 해야 할 때다. 다음은 추가로 같이 점검해보면 좋은 항목이다(선택사항).

항목	정상치	최적치	비고
공복 인슐린	2~25μIU/mL	2~5μIU/mL	5~10μIU/mL은 저항성 위험 증가, 10mIU/L 이상은 우려
hs-CRP(염증 수치)	0~3.0mg/L	<0.5mg/L (이상적 <0.3mg/L)	만성 염증 리스크 지표
요산	남 3.4~7.0mg/dL, 여 2.4~6.0mg/dL	남 4~6mg/dL, 여 3~5mg/dL	혈관·대사질환 예방 관점
호모시스테인	5.0~15.0μmol/L	<8μmol/L	심혈관, 뇌 건강 리스크 감소
페리틴	남 30~400ng/mL, 여 13~150ng/mL	50~150ng/mL	철분 부족·과다 모두 방지
AST	0~40U/L	10~25U/L	간 기능, 인슐린 감수성 관련
ALT	0~41U/L	10~25U/L	간 기능, 대사 건강
비타민 D	20~100ng/mL	40~60ng/mL (50~80ng/mL를 제안한 연구도 존재)	면역, 뼈 건강, 노화 예방

[표13] 추가 대사 건강 지표와 권장 기준값

숫자는 목적이 아니라 건강 여정을 안내하는 표지판이다. 다음 단계에서는, 이 표지판을 따라 어떻게 식습관과 생활습관을 조정해나갈지 살펴볼 것이다.

3단계
: 건강한 습관 만들기

지금부터 3가지를 식단에서 완전히 제거해보자. 바로 독소, 흰색, 식물성 기름이다. 이 3가지는 우리가 모르는 사이 세포의 대사, 염증, 호르몬 균형을 무너뜨리는 요인이다. 우리 몸은 매일 수십억 개의 세포를 교체하며 시간을 기록한다. 그 속도를 늦추는 핵심은 불필요한 자극을 제거하고 필수적인 영양을 더해주는 것이다.

1. 독소 제거하기

가공식품, 설탕, 인공감미료, 색소, 방부제는 세포 내 미토콘드리아의 에너지를 흐리게 만든다. 가능한 한 포장지에 성분표가 긴 음식은 멀리하자. 음식의 단순함이 곧 세포의 젊음이다.

흰·갈색 설탕, 코코넛 설탕, 꿀, 아가베 시럽, 옥수수 시럽 등 모든 형태의 가공된 당은 배제한다. 조미료, 음료, 시리얼, 간식 속 라벨을 확인해 첨가당이 들어간 제품은 모두 피해야 한다. 집 안에 있는 단맛 제품들을 정리하는 것부터 시작해보자(123~124쪽). 단맛이 자꾸 생각난다면 과일, 다크 초콜릿, 혹은 스테비아 같은 천연 대체재를 활용하는 것도 방법이다.

2. 흰색 줄이고 자연색 늘리기

흰 밀가루, 흰쌀, 백설탕처럼 하얀색 탄수화물은 염증을 부른다. 이들은 혈당 스파이크를 일으켜 염증을 유발하고, 에너지 대사의 효율성을 떨어뜨린다. 대신 현미, 귀리, 퀴노아, 렌틸콩처럼 자연 그대로의 곡물과 콩류를 선택하자. 콜리플라워 피자나 렌틸콩 파스타 같은 대체식을 선택하는 것도 좋다.

3. 식물 기름의 함정에서 벗어나기

대두유, 해바라기유, 옥수수유 같은 일부 식물성 씨앗기름의 위험성에 대해서는 일리가 있다는 주장이 대두되고 있다. 최근 연구에선 씨앗기름에 든 오메가-6가 몸속 만성 염증의 원인이 된다는 사실이 드러나기도 했다.

엑스트라 버진 올리브오일, 아보카도오일, 코코넛오일, 버터, 기ghee 등으로 식단을 재구성해보자. 올리브오일, 아보카도오일, 코코넛오일은 산화 안정성이 높은 기름이다. 샐러드 드레싱, 마요네즈, 후무스도 직접 만들어보면 생각보다 어렵지 않다.

음식을 제한하는 것만큼 중요한 것은 필요한 영양소를 충분히 채워주는 것이다. 건강한 세포와 장기 기능을 유지하려면 다음의 5가지는 반드시 체크해야 한다.

1. 단백질: 세포의 재료를 채우자

근육은 전신 대사의 엔진이다. 매 끼니 손바닥만큼의 단백질을 확보하자. 닭가슴살, 달걀, 두부, 생선, 유제품, 콩류 모두 훌륭하다. 근육이 줄면 노화는 가속된다.

　근육 유지를 위해 권장하는 단백질 섭취량은 성인 기준 체중 1kg당 0.8g이다. 근력운동을 병행하는 경우 체중 1kg당 1.2~1.6g, 근감소증 고위험군(다이어터, 노인)의 경우 체중 1kg당 1.2~1.5g의 단백질이 권장된다.

　주요 공급원은 소고기, 닭고기, 생선 같은 육류, 치즈나 그릭요거트 같은 유제품, 그리고 두부, 템페, 콩류, 견과류 등 식물성 단백질이다. 참고로 단백질 보충제를 고를 때는 첨가당이 없는 제품을 선택하는 것이 중요하다.

2. 오메가-3지방산: 염증의 불을 끄자

　연어, 고등어, 정어리, 멸치 같은 작은 생선의 오메가-3는 세포막을 유연하게 하고 염증 사이토카인을 잠재운다. 하루 2g 정도면 충분하다. 연어, 고등어, 정어리, 멸치 같은 생선을 주기적으로 먹거나 치아씨드, 아마씨, 햄프씨드, 호두 등의 식물성 기름으로 보완해도 좋다.

3. 유산균과 발효식품: 프로바이오틱스를 섭취하자

　김치, 요거트, 된장, 미소국처럼 발효된 음식으로 장내 미생물(유익균)의 다양성을 늘리자. 다양성이 곧 건강이다.

4. 식이섬유: 노폐물을 쓸어내자

　식물의 섬유질은 장에서 독소를 흡착해 배출하고, 미생물의 먹이가 된다. 렌틸콩, 브로콜리, 치아씨드, 아보카도 등 하루 50g을 목표로 섭취해보자.

5. 항산화 컬러푸드: 세포를 녹슬지 않게 하자

식탁 위의 무지개색은 곧 항산화제다. 딸기, 블루베리, 케일, 당근, 적양파, 브로콜리, 심지어 강력한 설포라판 sulforaphane을 가진 브로콜리 새싹까지. 매일 두 번 이상 컬러푸드를 먹자.

식물성 식품은 항산화제, 미량 영양소, 폴리페놀의 중요한 공급원이다. 다양한 종류의 식물을 섭취하는 것은 장 건강을 증진시키고 면역 기능을 강화하며, 노화의 속도를 늦추는 데 핵심적인 역할을 한다.

따라서 매주 30가지 이상의 유기농 식물성 식품을 섭취하는 것을 목표로 삼아야 한다. 여기에는 유기농 방식으로 재배된 과일, 채소, 콩류, 견과류, 씨앗, 허브, 향신료 등이 포함된다. 식물의 종류는 다양할수록 좋다. 장내 미생물군의 구성도 풍부해지고, 우리 몸은 더 많은 생리활성물질과 필수 영양소를 안정적으로 흡수할 수 있기 때문이다.

십자화과 채소는 특히 주목할 만하다. 브로콜리, 콜리플라워, 브뤼셀 스프라우트, 케일, 겨자잎, 순무잎, 무, 고추냉이, 루타바가, 콜라비, 양배추 등은 설포라판이라는 강력한 항산화·해독 성분을 함유하고 있어 세포 손상을 억제하고, 염증을 완화하는 데 효과적이다. 따라서 이들 채소는 하루 2회 이상 꾸준히 섭취하는 것이 좋다.

> **Tip. 십자화과 채소를 더 효과적으로 먹는 방법**
>
> 설포라판의 생성을 높이기 위해서는 조리 전 채소를 잘게 썬 뒤 30~45분간 그대로 두는 것이 좋다. 이 시간 동안 효소 반응이 활성화되고, 조리할 때 유효성분이 더 안정적으로 유지된다.

4단계
: 혈당 및 대사 건강 관리하기

혈당을 직접 확인해보는 것부터 시작하자. 공복 혈당과 식후 혈당을 주기적으로 체크하는 것만으로도 지금 내 식습관이 몸에 어떤 영향을 주고 있는지 명확히 알 수 있다. 가능하다면 연속 혈당 측정기^{CGM}를 활용해 식사, 수면, 스트레스, 운동이 내 혈당에 어떤 영향을 미치는지 확인해보는 것도 좋다.

두 번째는 활동량이다. 몸은 움직여야만 효율적으로 에너지를 쓰고, 저장하며, 조절한다. 하루 1만 보 걷기라는 목표를 설정해보자. 이와 함께 근력운동을 병행하면 더 효과적이다.

건강은 단기간에 결정되지 않는다. 세포 수준의 염증과 대사 이상은 자각 증상 없이 서서히 축적되며, 결국 전신 기능 저하로 이어진다. 이러한 생물학적 노화를 늦추기 위해서는 혈당, 인슐린 저항성, 염증 지표 등을 기반으로 생활습관을 정밀하게 조정하는 접근이 필요하다.

특히 식이와 운동은 미토콘드리아 기능, 면역 반응, 에너지 대사에 직접적인 영향을 미치므로, 가장 강력하고 지속가능한 개입 수단이다. 지금 시작하는 작고 반복적인 실천이, 미래의 질병을 예방하고 생물학적 나이를 되돌리는 핵심 전략이 될 수 있다.

참고문헌 및 출처

1. Merchant, R.A., Morley, J.E. &Izquierdo, M. Exercise, Aging and Frailty: Guidelines for Increasing Function. J Nutr Health Aging 25,405-409 (2021). https://doi.org/10.1007/s12603-021-1590-x
2. ME/CFS 진단 기준: CDC가 1994년에 개정한 '만성피로증후군'의 진단 기준 신호철. 만성피로증후군의 개요. 대한의사협회. Chronic Fatigue Syndrome: An Overview https://synapse.koreamed.org/upload/synapsedata/pdfdata/1119jkma/jkma-47-983.pdf.
3. Vernon SD et al. (2025). Incidence and prevalence of post-COVID-19 myalgic encephalomyelitis: A report from the observational RECOVER-adult study. J Gen Intern Med. https://doi.org/10.1007/s11606-024-09290-9
4. Fulop T et al. (2023). Immunology of aging: The birth of inflammaging. Clin Rev Allergy Immunol, 64(2), 109-122. https://doi.org/10.1007/s12016-021-08899-6
5. Vargas-Vargas M et al. (2020). Ferritin levels and COVID-19. Rev Panam Salud Publica, 44, e72. https://doi.org/10.26633/RPSP.2020.72
Kaushal K et al. (2021). Serum ferritin as a predictive biomarker in COVID-19: A

systematic review, meta-analysis and meta-regression analysis. J Crit Care, 67, 172-181. https://doi.org/10.1016/j.jcrc.2021.09.023

6. Walker KA et al. (2017). Midlife systemic inflammatory markers are associated with late-life brain volume: The ARIC study. Neurology, 89(18), 2002-2009. https://doi.org/10.1212/WNL.0000000000004565

7. Gonzales EL et al. (2023). Correlation between immune-related genes and depression-like features in an animal model and in humans. Brain Behav Immun, 113, 29-43. https://doi.org/10.1016/j.bbi.2023.05.011

8. Ridker PM et al. (2024). Inflammation, cholesterol, lipoprotein(a), and 30-year cardiovascular outcomes in women. N Engl J Med, 391(22), 2087-2097. https://doi.org/10.1056/NEJMoa2405182

9. Widjaja AA et al. (2024). Inhibition of IL-11 signalling extends mammalian healthspan and lifespan. Nature, 632, 157-165. https://doi.org/10.1038/s41586-024-07502-z

10. Hong KY et al. (2023). Oral inflammatory load predicts vascular function in a young adult population: A pilot study. Front Oral Health, 4, Article 1233881. https://doi.org/10.3389/froh.2023.1233881

11. Katzmarzyk PT et al. (2017). Epidemiology of physical activity and exercise training in the United States. Prog Cardiovasc Dis, 60, 3-10. https://doi.org/10.1016/j.pcad.2017.01.004

12. Dickinson S et al. (2008). High glycemic index carbohydrate increases nuclear factor-kappaB activation in mononuclear cells of young, lean healthy subjects. Am J Clin Nutr, 87, 1188-1193.https://doi.org/ 10.1093/ajcn/87.5.1188

13. Ghosh TS et al. (2022). The gut microbiome as a modulator of healthy ageing. Nat Rev Gastroenterol Hepatol, 19, 565-584. https://doi.org/10.1038/s41575-022-00605-x

14. Hatori M et al. (2017). Global rise of potential health hazards caused by blue light-induced circadian disruption in modern aging societies. NPJ Aging Mech Dis, 3, 9. https://doi.org/10.1038/s41514-017-0010-2

    Touitou Y et al. (2017). Association between light at night, melatonin secretion, sleep deprivation, and the internal clock: health impacts and mechanisms of circadian disruption. Life Sci, 173, 94–106. https://doi.org/10.1016/j.lfs.2017.02.008

    Leproult R et al. (2014). Circadian misalignment augments markers of insulin resistance and inflammation, independently of sleep loss. Diabetes, 63, 1860–1869. https://doi.org/10.2337/db13-1546

15. Furman D et al. (2019). Chronic inflammation in the etiology of disease across the life span. Nat Med, 25(12), 1822–1832. https://doi.org/10.1038/s41591-019-0675-0

16·17. Thomas L (1974). The lives of a cell: Notes of a biology watcher. Viking Press. (pp. 7–9)

18. Tranah GJ et al. (2011). Mitochondrial DNA variation in human metabolic rate and energy expenditure. Mitochondrion, 11(6), 855–861. https://doi.org/10.1016/j.mito.2011.04.005

19. Sender R et al. (2016). Revised estimates for the number of human and bacteria cells in the body. PLoS Biol, 14(8), e1002533. https://doi.org/10.1371/journal.pbio.1002533

    Alberts B et al. (2015). Molecular biology of the cell (6th ed.). Garland Science.

    Bers DM. et al. (2001). Excitation-contraction coupling and cardiac contractile force (2nd ed.). Kluwer Academic Publishers.

    Lodish H et al. (2016). Molecular cell biology (8th ed.). W. H. Freeman.

    Thomas L (1974). The lives of a cell: Notes of a biology watcher. Viking Press.

20. Martini H et al. (2022). Cellular senescence: All roads lead to mitochondria. FEBS J, 289(13), 3583–3599. https://doi.org/10.1111/febs.16298
21. Yang X et al. (2023). Mitochondrial metabolic dysfunction and non-alcoholic fatty liver disease: Therapeutic opportunities. BMC Transl Med, 21(1), Article 136. https://doi.org/10.1186/s12967-023-04367-1
22. https://www.yna.co.kr/view/AKR20160407065800007
23. Castillo-Fernandez JE et al. (2014). Epigenetics of discordant monozygotic twins: Implications for disease. Genome Med, 6, 60. https://doi.org/10.1186/s13073-014-0060-z
24. Yang P et al. (2019). Advanced glycation end products: Potential mechanism and therapeutic target in cardiovascular complications under diabetes. Oxid Med Cell Longev, 2019, Article 9570616. https://doi.org/10.1155/2019/9570616
25. Chiu D et al. (2024). Essential nutrients, added sugar intake, and epigenetic age in midlife Black and White women. JAMA Netw Open, 7(7), e2420031. https://doi.org/10.1001/jamanetworkopen.2024.20031
26. Athanasaki A et al. (2022). Type 2 diabetes mellitus as a risk factor for Alzheimer's disease: Review and meta-analysis. Biomedicines, 10(4), 778. https://doi.org/10.3390/biomedicines10040778
27. Zhang L et al. (2024). Association between dietary sugar intake and depression in US adults: A cross-sectional study. BMC Psychiatry, 24, 110. https://doi.org/10.1186/s12888-024-05531-7
28. Seyfried TN et al. (2015). Cancer as a mitochondrial metabolic disease. Front Cell Dev Biol, 3, Article 43. https://doi.org/10.3389/fcell.2015.00043
29. Arcidiacono B et al. (2012). Insulin resistance and cancer risk: An overview of the pathogenetic mechanisms. Exp Diabetes Res, 2012, 789174. https://doi.org/10.1155/2012/789174

30. Schroer AB et al. (2023). Platelet factors attenuate inflammation and rescue cognition in ageing. Nature, 620, 1071-1079. https://doi.org/10.1038/s41586-023-06436-3
31. Conboy I et al. (2005). Rejuvenation of aged progenitor cells by exposure to a young systemic environment. Nature, 433, 760-764. https://doi.org/10.1038/nature03260
32. Mehdipour M et al. (2020). Rejuvenation of three germ layers tissues by exchanging old blood plasma with saline-albumin. Aging (Albany NY), 12(10), 8790-8819. https://doi.org/10.18632/aging.103418
33. Ohtani N. et al. (2022). The roles and mechanisms of senescence-associated secretory phenotype (SASP): Can it be controlled by senolysis? Inflamm Regener, 42, 11. https://doi.org/10.1186/s41232-022-00197-8
34. Conboy I et al. (2005) Rejuvenation of aged progenitor cells by exposure to a young systemic environment. Nature 433, 760-764. https://doi.org/10.1038/nature03260
35. Mehdipour M et al. (2020). Rejuvenation of three germ layers tissues by exchanging old blood plasma with saline-albumin. Aging (Albany NY), 12(10), 8790-8819. https://doi.org/10.18632/aging.103418

    Kim D et al. (2022). Old plasma dilution reduces human biological age: A clinical study. GeroScience, 44, 2701-2720. https://doi.org/10.1007/s11357-022-00645-w

    Mehdipour M. (2021). Attenuation of age-elevated blood factors by repositioning plasmapheresis: A novel perspective and approach. Transfus Apher Sci, 60(3), 103162. https://doi.org/10.1016/j.transci.2021.103162
36. https://www.chosun.com/medical/2024/06/28/QKTLORYIPNFBFA3DB2Y4QQGLFU/

37. Li Y et al. (2011). The effect of calorie restriction on lifespan and healthspan. Curr Opin Clin Nutr Metab Care, 14(6), 648-654. https://doi.org/10.1097/MCO.0b013e32834b6f70

    Cruzen C et al. (2009). Effects of caloric restriction on cardiovascular aging in non-human primates and humans. Clin Geriatr Med, 25(4), 733-743. https://doi.org/10.1016/j.cger.2009.07.006

    Holloszy JO et al. (2007). Caloric restriction in humans. Exp Gerontol, 42(8), 709-712. https://doi.org/10.1016/j.exger.2007.03.009

38. Spadaro PA et al. (2015). A refined high carbohydrate diet is associated with changes in the serotonin pathway and visceral obesity. Genet Res, 97, e23. https://doi.org/10.1017/S0016672315000233

39. https://www.dailymail.co.uk/health/article-14258239/Horrific-AI-images-reveal-men-look-like-30-years-ultra-processed-food-diet.html

40. Laukkanen T et al. (2015). Association between sauna bathing and fatal cardiovascular and all-cause mortality events. JAMA Intern Med, 175(4), 542-548. https://doi.org/10.1001/jamainternmed.2014.8187

INFLAMMAGING

박병순

노화는 자연스러운 현상이지만, 그 속도를 결정짓는 '염증'은 조절할 수 있다는 확신으로 연구와 임상에 몰두해온 의사이자 과학자다. 서울대학교 의과대학을 최우등으로 졸업하고 서울대학교병원에서 피부과 전문의가 되었으며, 고려대학교 대학원에서 미생물학 박사 학위를 받았다. 20여 년간 줄기세포와 미생물 면역학을 접목해 연구하며, 피부·면역·신경계를 아우르는 노화의 메커니즘을 탐색해왔다.

그는 서울대 의대에서 겸임·초빙 조교수로 재직하며, 세계 최초로 줄기세포를 이용한 피부 노화 개선 논문을 발표했다. 또한 줄기세포와 피부 관련 국내외 특허를 25건 이상 출원하고, 미국 피부 노화 교과서 집필에도 참여하는 등 학문적 기여를 이어왔다. 최근에는 피를 맑게 해 미토콘드리아에 휴식을 주고 염증 지수를 낮추는 탈노화 치료법 특허를 준비 중이다. 이와 관련하여 세계적 노화 권위자 니르 바질라이 교수와 의견을 나누기도 했다.

그는 국내에 소개되지 않은 최신 연구와 임상 데이터를 바탕으로 인류 최대의 난제인 노화를 현실적으로 풀어낸 성과를 《염증 노화》에 담았다. 이 책은 노화의 시작점인 만성 염증의 실체를 밝히고, 염증을 예방하고 회복하기 위한 식이요법, 혈액력 개선법, 생활습관 등 실천 가능한 해법을 제시한 연구의 결정판이다.

저서로 《내 친구는 왜 젊어 보일까》, 《압구정 피부과 박병순의 동안 피부 솔루션》이 있으며, 현재 셀파크피부과 원장으로 있다.

염증 노화

2025년 8월 25일 초판 1쇄

지은이 박병순
펴낸이 이원주

책임편집 김유경, 강동욱 **디자인** 진미나
기획개발실 강소라, 박인애, 류지혜, 고정용, 이채은, 최연서
마케팅실 양근모, 권금숙, 양봉호 **온라인홍보팀** 신하은, 현나래, 최혜빈
디자인실 윤민지, 정은예 **디지털콘텐츠팀** 최은정 **해외기획팀** 우정민, 배혜림, 정혜인
경영지원실 강신우, 김현우, 이윤재 **제작실** 이진영
펴낸곳 (주)쌤앤파커스 **출판신고** 2006년 9월 25일 제406-2006-000210호
주소 서울시 마포구 월드컵북로 396 누리꿈스퀘어 비즈니스타워 18층
전화 02-6712-9800 **팩스** 02-6712-9810 **이메일** info@smpk.kr

ⓒ 박병순(저작권자와 맺은 특약에 따라 검인을 생략합니다)
ISBN 979-11-94755-67-8 (03510)

- 이 책은 저작권법에 따라 보호받는 저작물이므로 무단전재와 무단복제를 금지하며, 이 책 내용의 전부 또는 일부를 이용하려면 반드시 저작권자와 (주)쌤앤파커스의 서면동의를 받아야 합니다.
- 잘못된 책은 구입하신 서점에서 바꿔드립니다.
- 책값은 뒤표지에 있습니다.

쌤앤파커스(Sam&Parkers)는 독자 여러분의 책에 관한 아이디어와 원고 투고를 설레는 마음으로 기다리고 있습니다. 책으로 엮기를 원하는 아이디어가 있으신 분은 이메일 book@smpk.kr로 간단한 개요와 취지, 연락처 등을 보내주세요. 머뭇거리지 말고 문을 두드리세요. 길이 열립니다.